藍學堂

學習・奇趣・輕鬆讀

先知幹細胞

從半導體到細胞產業，
宣明智預見下一場生命的美麗新境界

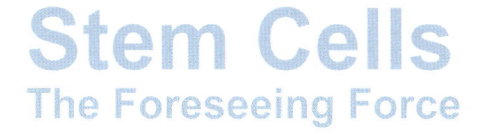

Stem Cells
The Foreseeing Force

宣明智 著　　賴宛靖 採訪整理

| 推薦序 |

創新醫療的起點，就從細胞開始

石崇良

　　21世紀的醫療科技，正快速從疾病治療走向健康促進與預防醫學，在這轉變的洪流中，「再生醫療」無疑是最具突破性的前瞻發展，運用細胞、基因治療或組織工程等技術，修復、再生或替代受損的人體細胞、組織甚至器官，開創疾病治療與健康促進的新境界，也改寫了科技與臨床的邊界，人們不再是被動對付疾病，更能追求讓生命延長、品質提升的全新可能。

　　宣董事長在書中不僅分享在生技醫療上的遠見與實踐，更以深入淺出的方式，引導讀者了解幹細胞、外泌體與儲存免疫細胞在健康促進、疾病預防與臨床治療上的潛力。從半導體跨足生醫領域的宣董事長，以豐富的創業經驗與敏銳的洞察力，描繪出屬於台灣的大健康產業藍圖。

　　健保署是全民健康的守門人，我深知健保制度要能永續普及，光著眼於疾病治療永遠不夠，從源頭強化全民體質才是根本之道；

推動再生醫療發展，必須結合產學研的創新動能，再加上政府在法規的鬆綁與政策的引導，方可形成「產業領航、政府助攻」的良性循環。隨著去年（2024）《再生醫療法》與《再生醫療製劑條例》的通過，台灣正逐步建構支持創新療法快速導入的法規環境，健保署也推出「加速審查」與「暫時性給付」等制度，讓具有潛力的新興療法能在安全監管下，及早投入臨床、造福患者。

台灣擁有扎實的醫療基礎與完整的臨床試驗環境，更具備強大的科技製造實力，能與再生醫療所需的製程技術、冷鏈物流、資訊管理與自動化設備形成完整產業鏈，讓再生醫療成為下一座護國神山，而要實現願景，產官學研的協力合作缺一不可：政府搭建法規與政策平台、企業投入資源與創新動能、學界提供知識與技術，共同打造具國際競爭力的產業生態系。催化再生醫療產業鏈，營造創新環境，正是宣董事長致力推動的方向，透過跨域整合攜手，讓再生醫療不再只是少數人的選項，而是人人都「用得起、用得到」的普及希望。

（本文作者為衛生福利部中央健康保險署署長）

| 推薦序 |

先知
總是孤獨的

沈延盛

在希臘神話中，普羅米修斯因盜火被宙斯處罰，每天被禿鷹啄食他的肝臟，但他的肝臟每天都會重新長出。這一小段故事，告訴醫界再生醫學的來臨時刻，隨著科技和醫療的進步，以及高齡時代到來，再生醫學及細胞治療已經來到門前敲門。

一個人的一生，只要經歷一個從奮鬥至燦爛的歲月，已經非常不容易且令人稱羨，宣明智董事長卻經歷二段台灣經濟成長至為關鍵的年代：首先是輝煌的半導體產業，這是台灣第一座護國神山，宣董參與及建立護國神山雙角之一的聯華電子，為台灣電子產業的聯電體系扶植超過 50 家的上市上櫃公司，創造半導體產業的輝煌時代。令人佩服的是，宣董站在事業的巔峰之刻，仍繼續在思索下一個造福人群的新產業，就如他的名字「明智」地選出再生醫學－細胞治療，這個產業已經被政府選為台灣的第二座護國神山。

閱讀宣董的大作，心中十分佩服，宣董身為科技人，幫政府找

出解方，推動此一產業。更身體力行地在 20 年前投入這座成長中的護國神山，走在政府及所有民間產業之前，小弟未看到他踽踽獨行的辛苦，因為我還太年輕，如今卻看到近百家生技產業跟隨在他身後奮鬥，如同聯電體系一般成長。在宣董的宣捷體系下，已有三個獲美國 FDA 認定的三大孤兒藥產品，使用異體臍帶間質幹細胞新藥治療及預防老年及新生兒疾病，且宣董也身體力行地接受治療，驗證其療效，提升董事長處理事務的效率。

最後，很感謝董事長願意將他的經歷寫出，因為這本書不但會是政府推動第二座護國神山的重要參考依據，也是所有已投入或將投入再生醫學的所有產官學者的模範，貢獻至偉。

（本文作者為成大醫學院院長）

| 推薦序 |

為了救人，
什麼事都不能等

李岡遠

　　從來都是在電視上才看到的半導體產業領航者，此刻卻儼然以生醫產業的先驅者出書，細讀又如悲天憫人的佈道家傳講及吟詠人生哲理。

　　2020年6月11日上午八點在雙和醫院11A病房討論室開完試驗起始會議後，我們順利展開第一期臨床試驗的收案。事實上，已經有好幾個病人排隊想參加這個臨床試驗當「白老鼠了」。慢性阻塞性肺疾病（COPD）是一個威脅人類生命的第三號殺手，也嚴重影響病人的健康和生活品質。世界衛生組織計算人的「健康壽命」，因為健康狀況不佳或失能而損失的「健康」年歲也含括進去，而有了失能調整生命年（disability-adjusted life year，DALY）的指標。COPD雖有一些藥物可用，但以症狀改善為主，缺乏根本改變病程的治療方式。在現行藥物治療下，仍有不少病人長期處於喘息及發作之苦。雙和醫院胸腔內科的病人多已接受「白老鼠」的觀念，因

為這並非實驗室中的「白老鼠」，對於一個未來有效的藥物，參加臨床試驗代表今天就得到這個治療機會。第一期臨床試驗看的是毒性。在一次又一次嚴謹的劑量提升委員會中，客觀證據說服了來自不同醫學中心的專家委員，這是一個安全的治療。一些受試者高興地反應說症狀明顯的改善了。然而，第一期試驗只有治療組而無對照組，而且沒有盲性設計，需要更多的客觀科學證據來證實療效。宣捷選擇了馬上進行多中心的第二期臨床試驗，這代表更多的投資，且不能像其他廠商馬上就有收益。在細胞治療的開發過程中，宣創辦人選擇了困難的一條路。在昂貴的臨床試驗中用嚴謹的科學數據來證實幹細胞的價值，說服保守的醫療界接受這個第三次產業革命，生能世代的關鍵材料──細胞。有一天，小宣董（宣昶有）跟我說：「我們要做 GMP，而不只是 GTP。」GMP 是製藥等級，可以行銷到全世界，而 GTP 只是醫療技術的規範，局限在使用的機構。兩者的成本和格局天地之別。

2020 年全球都在封城，雙和醫院門禁森嚴的 COVID-19 專責病房只有全身著白色「兔寶寶裝」的醫護人員零星進出，面罩下掩藏的是對未來的茫然及壓抑的恐懼。上午剛走進病房的病人，下午突然就在急救了。還記得「快樂缺氧」這個火紅一時的名詞嗎？其實，根本沒有「快樂」這個元素，沒人知道這個世紀疫情是否真有結束的一天。

另一個名詞很多人還記得：「白肺」。冠狀病毒 SARS-CoV-2 攻擊人類的肺，病人的免疫系統無法有效抵禦，卻引發了一場無效

卻致命的免疫風暴。那個時候，我們正在跟宣捷規畫一個相似的疾病的臨床試驗：急性呼吸窘迫症候群（ARDS）。小宣董打電話跟我說，宣捷願意無償提供一百劑間質幹細胞質製劑作恩慈治療。從世界各地使用間質幹細胞於 ARDS 及 COVID-19 的臨床試驗及真實世界數據，我們知道這很可能是可以救人一命的藥物，而且在我們自己執行的臨床試驗中我們清楚地知道它是相當安全的。於是整個團隊及醫院行政系統快速動員，以前所未有的速度取得倫理委員會及衛福部的同意，有 6 位重症的病人接受了恩慈治療。當中在病程較早的 3 位病人順利好轉出院。另 3 位病人雖遺憾未能挽回，但臨床數據在初期其實是有改善的。在疫情的緊急狀態中，政府決斷迅速，法規極有彈性，為了救「人類」，什麼事都不能等。原本出不了實驗室的 mRNA 治療也一夕之間透過加速審查機制衝破桎梏，終於結束這場世紀災難，讓人類回歸正常生活。我們終於了解書中所言「技術已達」，「制度」需趕上。

　　我從醫學之路跟大家進入大門，但和讀者們將一起經歷的，是產業革命的未來旅程，以及台灣另一座護國神山的眺望。如小宣董的一句話：「我作弊了，因為在考試之前，我已經看到了答案。」

（本文作者為臺北醫學大學副校長
胸腔醫學研究中心主任
雙和醫院胸腔內科主治醫師）

| 推薦序 |

預見醫療未來的細胞革命

黃璟隆

　　站在臨床第一線，我們愈來愈頻繁地面對慢性病、老化、免疫失調等傳統醫療難以根治的問題。這些挑戰，迫使我們不能只依賴現有的藥物與醫療技術，必須根本性地去思考生命、組織修復與健康維持的全新可能。而幹細胞與外泌體技術，正是現況再生醫療領域中最具顛覆性的突破之一。

　　《先知幹細胞》不僅是一本企業創業歷程的紀實，更是一部思考未來醫療形貌的深度啟示。

　　作者宣明智先生，長年領導台灣科技產業走過國際化的關鍵階段，憑藉其卓越的眼見，與對產業趨勢的精準判斷力，毅然跨足生技醫療領域。這並非單一領域的轉換，而是一場結合技術、資本、醫療與制度的跨域整合實驗。

　　在本書中，宣明智先生從「為何要做細胞治療」這個根本問題出發，延伸至幹細胞藥物開發的制度困境與突破、外泌體純化與應

用、臨床實證與風險評估、產業化的挑戰與願景等一系列高度實務而富啟發性的觀點。

同時，書中也誠實分享了在創業過程中所面對的技術未知、制度限制與社會誤解，讓我們看見一項未來醫療關鍵技術，在今日如何艱難而真實地被建立與推進。

本書引領讀者進入一個充滿希望的再生醫學世界。從「生能時代的序章」開篇，描繪宣明智先生作為科技人如何跨入生醫領域的思維歷程，以及再生醫學的全新樣貌。

書中我們也看到了宣捷幹細胞生技公司在幹細胞新藥開發上的風險與堅持，甚至在疫情嚴峻時刻，以幹細胞技術成功搶救生命的動人事蹟，並詳細討論人類幹細胞的外泌體如何「讓上了年紀的身體不『生疾』要『升級』」，實現「細胞覺醒，醫、美、健三位一體」的目標。文中更深入探討了幹細胞新藥衝破制度枷鎖的變革之路，以及「科技已抵達，制度還在路上」的現實挑戰，揭示生醫產業發展過程中的艱辛與突破。

身為醫院的院長，我特別關注這本書所揭示的，不僅是技術本身的發展，更是未來醫療模式的轉向：從治療疾病，走向提升健康；從延緩退化，邁向啟動再生；從反應式醫療，進化為預防與優化生命品質的整體解方。這些觀念的轉變，正是我們這個世代的醫療人必須擁抱並理解的。

我深信，本書的出版將為台灣乃至全球的再生醫學發展，注入強勁的動能。宣捷幹細胞生技提出的以幹細胞治療與外泌體應用，

來改變未來醫療產業的願景,不僅是口號,更是他們多年來投入巨大資源,不斷突破技術瓶頸,堅持創新研發的成果。這本書將引導我們預見下一場美麗人生新境界。

願我們一同見證再生醫學開啟的未來醫療新時代!

(本文作者為土城長庚醫院名譽院長)

| 推薦序 |

從科技先行者到健康推動者

黃忠山

　　從醫數十年來，我曾在急診室裡與死神爭分奪秒，也在加護病房中陪伴病人穿越生死關卡，親眼見證醫療科技如何挽救一條又一條寶貴生命。然而，我始終思索著：醫學的未來，能否不只是停留在「搶救」，而是能更進一步邁向「預防」與「強化」？是否有一種療法，能在疾病尚未蔓延前，就喚醒體內的修復機制，讓人生的後半段不再只能與老化搏鬥，而是能朝更健康、更有尊嚴的未來邁進？

　　我在《先知幹細胞》中，看到了答案。

　　這不只是一本分享生技創業歷程的書，更結合了實務經驗與前瞻觀點，帶領讀者思考醫療科技的下一步。宣明智董事長以深厚的科技底蘊與豐富的產業經驗，從半導體護國神山的巔峰，毅然進入再生醫學與細胞治療的深海。他並非醫師，卻懷有與醫者同樣的初心與責任感，用二十餘年的時間、投入超過二十億資金，與擁有中西醫雙重專業背景的兒子宣昶有，創辦宣捷生技與宣捷幹細胞，不

僅投入異體間質幹細胞新藥研發，也致力推動細胞儲存、臨床驗證與法規制度的創新，一步步將幹細胞、外泌體與免疫細胞療法，從想像變成實際，更帶領產業走向新藥開發的國際舞台。

書中詳實記錄了宣家父子如何克服技術瓶頸與制度限制，開發出針對早產、腦中風、肺部疾病與退化性關節炎等多項難治疾病的幹細胞新藥，並將外泌體與免疫細胞的應用導入「未病先防」的臨床構想中，讓這些嶄新的醫學保健與治療不只是論文研究的名詞，而是離人們越來越近的健康選項。

作為一名婦產科醫師，我接生過無數新生命，也明白幹細胞具備的強大力量，如今透過書中科學與實際應用案例的分享，我重新看見細胞治療所蘊藏的巨大潛能：生命之初的最小單位，也可能是通往長壽與健康的「關鍵鑰匙」。身為東元綜合醫院的院長，每天都與病人、家屬與醫療同仁面對最真實的挑戰，我更期待未來的醫學不再只是「修補」病體，而是能幫助人們活得更久、更好、更有尊嚴。

《先知幹細胞》是一本結合醫療科技、闡述健康延壽觀點的著作，內容深入淺出，為臨床醫療的創新與醫病關係的重塑帶來啟發。誠摯推薦每位關心健康的讀者，尤其是在臨床服務的夥伴們閱讀，引導我們思考：在面對老化與疾病時，如何擁有更多選擇、活出更有品質的人生。

（本文作者為東元綜合醫院院長）

先知幹細胞

目錄

| 推薦序 |

創新醫療的起點,就從細胞開始──石崇良　　002

先知總是孤獨的──沈延盛　　004

為了救人,什麼事都不能等──李岡遠　　006

預見醫療未來的細胞革命──黃璟隆　　009

從科技先行者到健康推動者──黃忠山　　012

| 前言 |

未來不在遠方,而在我們此刻選擇的方向　　019

PART 1 ｜生能啟航　　　027

生能時代的序章　　　028

解答之道，始於問對問題　　　036

跨入生醫領域的科技人　　　039

細細鋪陳，再生醫學新樣貌　　　046

PART 2 ｜細胞革命　　　053

走在前方的人，用心開啟新路　　　054

豪賭般的風險，長征般的堅持　　　060

衝破制度枷鎖，幹細胞新藥的變革之路　　067

科技已抵達，制度還在路上　　078

COVID-19 爆發，鬼門關前救三命　　090

PART 3 ｜製藥開疆　　097

讓細胞解鎖生命的重啟鍵　　098

培養皿裡的意外驚喜　　108

細胞治療裡的「福特汽車」　　116

外泌體的力量，必須源於純粹　　123

PART 4 ｜ 生技探索　　　127

上年紀，身體不「生疾」要「升級」　　128

細胞覺醒──醫、美、健三位一體　　137

當身體需要，免疫力即刻應援　　142

未病先備，免疫細胞讓未來少一場硬仗　　148

PART 5 ｜ 未來再生　　　155

突破知識的局限，觸碰生命本質　　156

良知啟航、良能驅動，實踐知行合一　　161

站在巨人的肩膀上，集體智慧引領生醫路　　166

戰場在體制內──醫界齊心打破傳統局限　　173

| 健康彩蛋 |

抗癌國家隊──改寫生命的可能性　　177

| 後記 |

見證生命的下一刻──我眼中的細胞醫學革命　　186

| 前言 |

未來不在遠方，
而在我們此刻選擇的方向

「預測未來最好的方法，就是去創造未來。」
The best way to predict the future is to create it.
　　——彼得・杜拉克 Peter F. Drucker

　　回首過去四十年，我投入台灣半導體與資通訊高科技產業領域，見證了這片土地從默默無聞到聲名遠播的蛻變。

　　台灣半導體產業的成功讓我看到了無窮的潛力，同時也激發了我對其他領域的期待。半導體產業是台灣的驕傲，這一點無庸置疑，我們擁有完整強大的產業鏈，也因為長年在人才培育與技術研發上的投入，讓台灣在國際上占有舉足輕重的領先地位。然而，只有一座護國神山仍不夠支撐整體經濟的穩健前行，全球局勢瞬息萬變，產業如果過於單一，面對未來的不確定，就少了轉圜的空間。我深知唯有跨越單一產業的框架，培養多樣化的創新生態，才能讓台灣在全球舞台上更偉大，邁向更寬廣的未來，因此三十多年來我陸續

在聯電體系和負責的三家創投公司，扶植了數百家的新創公司，其中超過五十家新創公司成功上市、上櫃。

我有幸親身參與並見證台灣半導體產業從無到有、蓬勃發展的歷程，那是一段令人振奮的輝煌時代。然而，當我站在巔峰回望，心中開始思索的，不再是如何延續既有的榮景，而是如何尋找下一個真正能為人類帶來長遠價值的新產業，一條值得我們重新投入熱情與信念的未來之路。我認為答案是醫學，特別是再生醫學、醫療器材與新藥開發這些能真正改善人類健康與生活品質的領域。

近年來在國際醫學領域上，台灣有極為出色的表現，像是疫情期間，台灣因應迅速、防疫有成，獲《紐約時報》等國際媒體肯定，更被譽為「防疫模範生」；其次，台大醫院與台大生化所合作開發出腺病毒螢光檢測技術，能精確分析癌細胞DNA修復活性，研究成果刊登於《Cell Reports Medicine》等成就，都讓世界看見台灣醫療實力，而每年的大學放榜，新聞媒體總會以各校錄取台大醫學系的人數來一較高下，有句諺語更直接說了：「第一賣冰、第二醫師」，顯然當醫生是許多家長對下一代的期待，也反映出社會民情對醫師這個職業的高度期待。

醫學系儼然是永不退燒的選擇，而台灣最卓越的人才也有很大的比例選擇往醫學領域發展，但關起門來細想，為何人才濟濟、底蘊深厚的台灣醫學界，卻沒有養成如同半導體、資通訊產業般完整、扎實且更具國際競爭實力的產業鏈呢？

我深思了這問題，發現其中有兩個關鍵點：

第一，我們缺乏產業化的活動；
第二，缺乏「殺手級應用」來推動轉型。

為此，我決定開始探索醫學和生物科技的領域，找尋打造下一座護國神山的機會，不僅投資了許多公司，也接觸很多新技術，慢慢擘劃出心中對未來醫學的想像，花了二十多年的時間、投入超過二十億的資金，深耕細胞治療與再生醫學領域，我親眼看過無數治療案例，也看見臨床研究的成功與失敗，這段歷程比攻讀五個博士學位還精實、更務實！

人類正處於一場以「生命」為核心的新產業革命，而「老」這個字向來不是形容詞，而是明確的醫學現象，並且老化的關鍵就在幹細胞數量變少、體內細胞失去更新能力。人體從 30 歲開始，幹細胞便會逐年減少，當體內數量幾乎凋零時，就宣告全面邁向老化；同時，免疫細胞的活性與數量也會隨著年齡遞減，使人體對疾病的抵抗力逐漸降低，罹病風險不斷攀升，所以「老」與「病」總是如影隨形，讓身體陷入無法逆轉的惡性循環。

不可諱言的是，人勢必會老，但是否一定就得「又老又病」？人生的最後注定要纏綿病榻？帶病走向終點？這讓我更加有感而發：**我們該問的不是能活多久，而是要問能健康多久、聰明多久。**

細胞是構成人體的最小單位，也是生命運作的根本，唯有掌握細胞，才能掌握延壽的可能。誰都無法擺脫細胞代謝的變化或青春流逝的焦慮，每個人都必須走上老化之路，我也在變老，也會擔心

身體機能大不如前，但我漸漸明白，唯有深入了解造物者賦予細胞的力量，才能為人生開啟更多可能。正如古人所言：「天行健，君子以自強不息」，天地運行不息，生命亦當奮進不止，我們的身體就是一個小宇宙，有其運行的脈絡與規則，唯有主動與自然對話、學習與自身的細胞和平共處，才能在天地之間活得更久、更好、更有尊嚴。

我所期待的未來是，人類不再受限於生理機能的衰退與疾病的侵蝕，醫學有機會蛻變為每個人都能負擔的日常健康維護方式，人類將從被動的「修復醫學」進化為主動「增強醫學」，透過精準細胞工程與 AI 驅動的個人化治療，讓身體不僅能自我修復，還能適應環境變遷與壓力挑戰。

因此，我與具有中西醫資歷的兒子宣昶有創辦了宣捷生技與宣捷幹細胞，自 2011 年起就投身細胞治療與再生醫學，創業便以開發幹細胞新藥為目標。走在前段的我們步履艱辛，從最初的摸索一路堅持，到成功開發出取得獲得美國 FDA 孤兒藥資格認定、用於預防早產兒支氣管肺發育不全症（BPD）的異體臍帶間質幹細胞新藥 UMC119-01，以及治療急性缺血性腦中風（AIS）、慢性阻塞性肺病（COPD）與急性呼吸窘迫症（ARDS）的 UMC119-06，還有針對膝骨關節炎（KOA）與老人衰弱症（FS）的 UMC119-06-05，三款新藥、針對六種適應症，解決過去醫學束手無策的難題。

走在前段班的宣捷終於交出好成績，然而，我們不是那種關起門悶著頭自己做獨門生意的公司。我一直相信，競爭能激發更大的

進步,就像當初我在聯電時,看到競爭對手的動作頻頻,反而讓我們更有動力去衝刺、去創新。因此在幹細胞製藥領域,我希望打破傳統醫藥生技界的壁壘分明,打造出幹細胞與再生醫學領域的航空母艦,讓更多人登艦才能擘畫出嘉惠眾人、普及大眾的醫療新局。

此外,我也希望透過細胞治療與再生醫療技術的純熟進步,顛覆現行的治療程序,為現今醫療難題提出解方,比如,價格高昂的免疫療法,往往是在病患試過其他治療無效,已經病入膏肓、氣若游絲了才允許使用,這時從患者本身取出細胞、加以培養再輸回體內對抗疾病,養出的細胞都是「弱兵」怎麼打仗?若是能早點開始治療效果是不是會更好?

醫學與科學的研究難度很高,然而真正阻礙突破的,往往不是

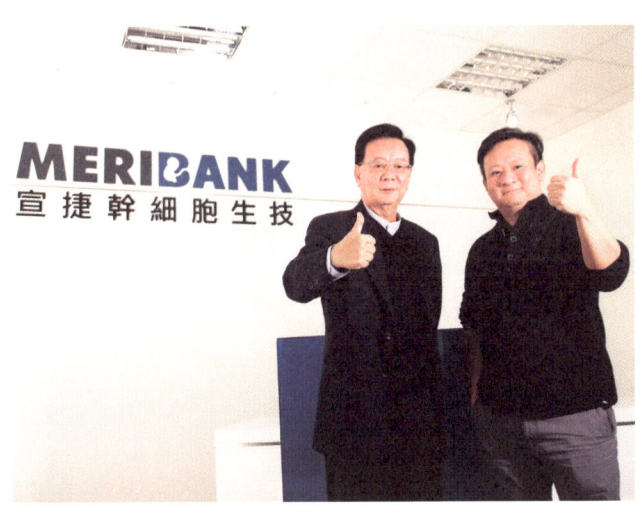

我與具有中西醫資歷的兒子宣昶有創辦了宣捷生技與宣捷幹細胞。2013 年於草創時期的宣捷合影。

技術的極限，而是來自因循守舊的思維與不合時宜的法規枷鎖。面對這些不確定，多數人不敢成為先行者，寧願停留在安全地帶，等待別人先試探方向。我認為，真正的突破從來不是「等來的」，而是勇敢「闖出來」的，正因這份信念，我選擇親身實踐、敢於嘗試。2012 年 4 月 2 日，我以「神農嚐百草」的心情，首次使用幹細胞，內心難免懷抱著一絲科幻式的期待，完成後會變身成超人？還是會像綠巨人浩克般爆發驚人的力量？當然，現實中不可能發生漫威電影中才有的情節，不過當我完成療程，確實感覺到腦袋有種前所未有的清明與透澈，彷彿是思考能力的全面提升。

我自認為頭腦算靈活、反應靈敏，做事效率高，不過用過幹細胞後，我發現大腦運作出現了「質的變化」。現在的我能同時處理很多事，可以兼顧宣捷生技、互貴興業與公信電子三家公司不同的需求與決策，也可以同時掌握抗癌國家隊、社會福利及社會議題等事務，彼此之間的切換毫不費力，「多工處理」不但不會讓我疲累，反而越做越有節奏感，即便中途被打斷，稍作停頓也能立刻接上思路，完全不需要重新暖機。

我自己很清楚，這種狀態並不是過去受教育或職場中就具備的能力，這應該就是幹細胞在幫我的腦子「升級」，若用電腦來舉例，就像是 **CPU 升級了**，運算速度加快，記憶力也提升，整體「知、記、算、通」都進化了。而且這並不是只有我個人的體會，臨床上也看到許多真實案例，不管是兒童受傷後的腦神經恢復，還是中風病患的改善，**幹細胞對大腦確實有顯著的幫助。**

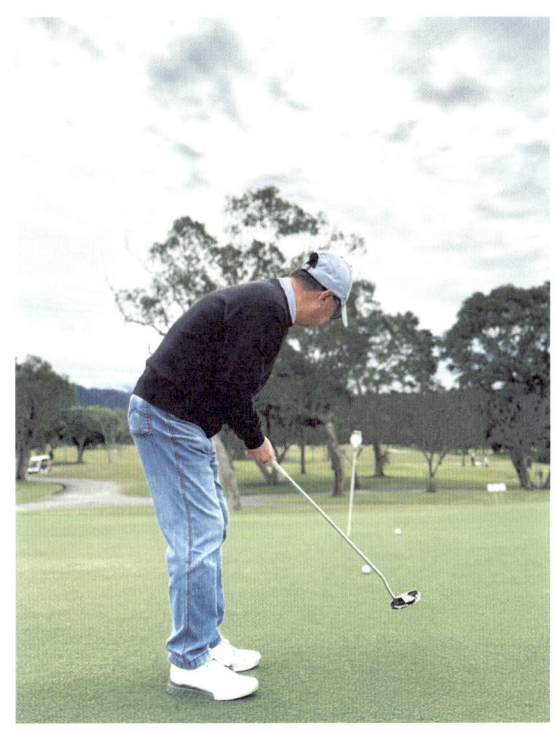

我熱愛打高爾夫球,使用幹細胞或許維持了我的體能奇蹟,讓我繼續從事這項我熱愛的運動。我還曾經在使用幹細胞的兩天後,在高爾夫球場上揮出了一桿進洞!

　　有趣的是,兩天後的 4 月 4 日,我在高爾夫球場上揮出了球友夢寐以求的一桿進洞,或許這就是幹細胞帶來的體能奇蹟吧?當然,誰也沒有答案。

　　親身嘗試幹細胞的經歷讓我更加堅定了方向。我非出身於醫界,拿掉了既有框架的束縛,更能直指白色巨塔內的盲點,用嶄新思維去迎戰疾病與衰老,這比穿上白袍當醫生、一個個治療病患要來得有不同的意義。

多年來我在半導體科技業領域裡，大夥兒追求的是打破物理極限延續摩爾定律，如今，我在生醫領域中試圖延展生命的深度與廣度。這本書談的是我投入生技研發領域的故事與啟發，我希望不僅能為讀者帶來與細胞治療與再生醫學相關的新知，也能讓更多人對醫學的未來充滿想像。

畢竟，無論是科技還是醫學，現實生活中，真正的奇蹟從來不是寄望在電影中的超級英雄，而是源自於人們的智慧與熱情，這才是持續推動世界向前的力量。

PART 1

生能啟航

我曾想穿上白袍，
為病苦的人寫下止痛的詩句，
卻因眼中色彩的辨識力，
止步在夢想的入口。
然而命運輕聲說：
你不必是醫師，也能療癒世界。

生能時代的序章

　　人們對我的印象多半與資通訊或半導體產業密不可分，然而在童年時期的我，對身穿白袍的醫者，心中一直充滿景仰與崇敬。

　　猶記得在我幼稚園大班時，全家因父親工作的關係，遷居至台南佳里。在那段時期，父親經常因病住院，幸得當時台灣知名醫師徐傍興親自診治，才挽回一命。對於這段過程，即使過了多年仍歷歷在目，因此，從醫的志願也在我小小的心田逐漸萌芽。

　　父親在中學擔任教職，早年在軍中服務的他，軍旅生涯長期的奔波勞頓讓他患有嚴重胃疾，割除了三分之二的胃，病況時好時壞，無法根治。記得有一年中秋，我從外地返家過節，到家後卻空無一人，原來是父親住進了台大醫院準備緊急手術，偏偏那天颱風來襲，

醫院停電，導致手術無法立刻進行，在那一刻，我不僅為父親的病況擔憂，更感受到醫療環境與設施在關鍵時刻的重要性。每次看著醫師仔細地為瘦弱的父親舒緩不適，除了滿心感謝，也希望自己有能力拯救受病痛所苦的人。

然而，天生辨色能力較弱的我，礙於現實及醫學院規定無法就讀，因為病理實驗課程或是區分各種化學原料，都需要有正常辨色力，我只好放下從醫的志願，最終無法成為醫師，在命運的安排下，走上半導體與資通訊之路。

進入資通訊業──命定緣分

至於跨入資通訊產業的機緣，我想這是命定的緣分，也是運氣。正所謂「天下武功，唯快不破」，以這個觀念來說的話，那麼我在資通訊產業上的成績，也是因為夠「快」！

當年，我認知到自己與白袍無緣後，選填大學志願時，因為數學成績出色，所以第一志願填了台大數學系，不過沒有考取，遂進入交大電子工程系就讀。不死心的我在第二年選擇重考，結果那年台大數學系的入學成績，比交大電子工程系稍低，這不禁讓我猶豫了起來。

見我對想進數學系的念頭有所動搖，此時父親的一番話更是點醒了我。他說，過於任性追求自己以為喜歡的事，當下認為是對的路，最終未必能帶來理想的結果，既然我已經在交大投入了一年的

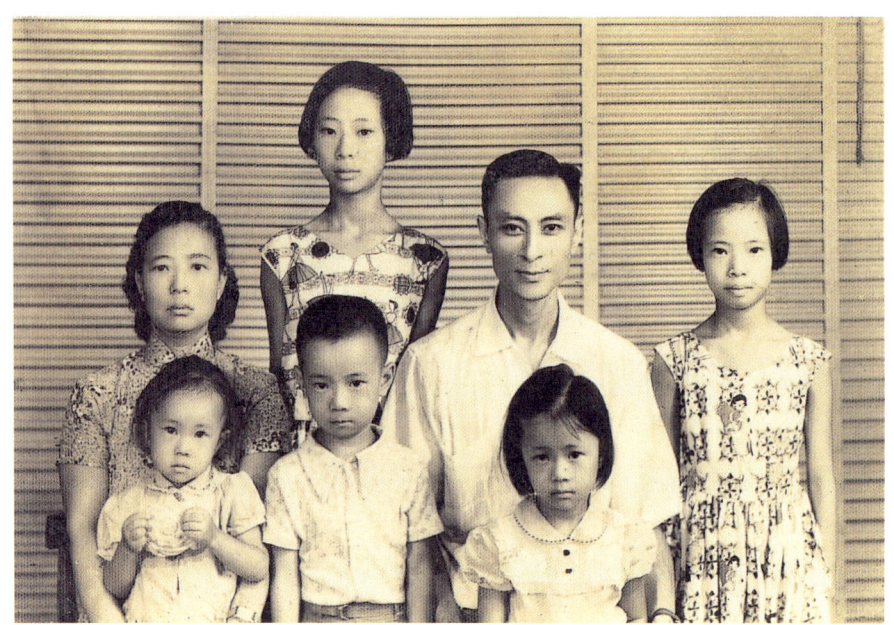

我童年時的全家福合照。記得那段時期父親經常因病住院,從醫的志願自此在我內心萌芽。

時間,不如就先把書讀完了之後再思考前行的路。

父親的話很有道理,也讓我收起一心想進數學系的念頭。畢業那年,因姊姊與姊夫在美國,也幫忙找了學校,打算安排我赴美繼續讀研究所。

在那個年代,望子成龍的父母普遍有著士大夫觀念,讀書最大,加上當年台灣局勢動盪,遠走美國求學似乎是個好選擇。但經過深思熟慮後,我對母親說,自己在學校的求學態度並不算特別勤奮,與其勉強追求學位,不如先踏入社會累積經驗來得更實際。

若說我的創業之路有什麼和別人不太一樣的地方，我想就是我跳脫了對文憑的迷思，選擇出社會工作，有機會跑得比別人前面，更重要的是，我二十多歲就創業，很早就嚐到了失敗的苦頭；之後因為機緣巧合進入工研院服務，成為當時經濟部體系裡面最年輕的經理，之後進入聯電服務，幸運地搭上了台灣半導體產業發展的第一班列車。

多年來我為了事業戮力拚搏，總是忙碌的我仗著還年輕，也不注重養生，打打高爾夫就是最常做的運動，但是，健康是不能恣意揮霍的。2009 年，我因為心臟疾病入院，做心導管手術的過程中患者必須保持清醒，醫師頂多以麻醉藥物減輕疼痛感。手術時，我還能一邊跟主刀醫師聊天，醫師建議我預防性裝上 8 根心導管支架，免得日後還要受一次折磨。歷經這次手術之後，覺得已裝上支架的自己，不能再破壞好不容易康復的身體，便順勢把抽了多年的菸給戒了。

走過這一遭，更深刻體認到身體老化與健康流逝，是最公平也最殘酷的事，同時也意識到醫療產業需要更多的革新。對在科技業耕耘 40 年的我來說，雖然擅長的領域與醫療領域有很大差異，然而我已感覺到，在科技演變的潮流中，光是靠醫師用一雙雙手去救人，遠遠趕不上人口老化的速度，未來的醫療一定會與科技息息相關。

此刻的我還不知道，兩年後將有幸踏入醫療生技產業，以另一種型態實現兒時未竟的白袍夢。

後半導體的時代──尋找新材料

對於醫學，我完全是個門外漢，不過長期在科技業的淬鍊，讓我對產業的萌芽有著敏銳直覺和觀察力，生技產業勢必是未來解決人類病痛的關鍵，套用施敏教授曾發表過對人類文明演進的見解，同樣適用。

有「半導體產業一代宗師」美譽的施敏教授，1967 年與韓裔姜大元博士共同發明了非揮發性記憶體（non-volatile semiconductor memory，NVSM），這個突破性技術為資訊儲存開啟全新時代，以此為基礎衍生出了 EPROM、EEPROM 及快閃記憶體，開啟了數位時代。如今，非揮發性記憶體已廣泛應用於各類電子產品中，舉凡手機、平板電腦、隨身碟、雲端運算設備、數位相機、數位電視甚至 GPS 系統……等等都能用上，數十年前的發明迄今依然影響著人們的生活方式，施敏教授等人的發明，可謂是科技文明不斷前進的基礎。

施敏教授在一次演講中秀出「三期論」圖表，從歷史觀點闡述材料是如何推動人類文明的進步。

「**石器時代**」的人類學會利用樹枝、貝殼、骨頭、動物皮毛及石塊，利用從自然界取得的材料來生活、捕獵與抵禦外敵，石器時代打造出的石斧和石刀，象徵著人類對自然的初步掌控。

「**青銅器時代**」的人類學會將「銅」與「錫」熔煉成青銅，生產出比石頭更耐用的合金，打造出的刀斧及鏟子提高農業和建築的

效率；冶煉的劍、矛與盾牌改變了戰爭的模式、改良的車輪顛覆了人類的交通方式，讓青銅器時代的人類文明快速躍升。

公元前 2000 年人類文明進入「**鐵器時代**」，鐵的硬度高、熔點高，生產出更鋒利堅硬的鐵器，加上鐵礦豐富價格低廉，迅速取代青銅成為主流材料，鐵製工具讓建築技術進步，打造出更堅固的城市、加速土地開墾與農業增產；也強化了軍事實力、改變戰爭規模與戰術；馬蹄鐵讓馬匹在崎嶇地形也能走、鐵製車軸讓馬車更耐用，人類文明發展如火如荼地展開：18 世紀中葉，英國發明家瓦特改良了蒸汽機，生產方式從人力、獸力進步到機械動力，人類正式邁入機械工業時代，同時也開始探索電力等相關物質。

文明進展到 19 世紀，科學家發現硫化鉛、硒等材料具有導電性的物質；1833 年英國物理學家法拉第發現了半導體的電阻特性；1874 年，德國物理學家布勞恩也注意到晶體的整流效應，奠定了半導體應用基礎。1947 年，巴丁（Bardeen）、布拉頓（Brattain）、蕭克利（Shockley）三位科學家在美國貝爾實驗室成功製造出第一個具有電流放大功能的固態三極體，並首次提出「電晶體（transistor）」這個名稱，自此開啟了半導體技術與電子時代；1958 年月 12 日，德州儀器工程師 Jack Kilby 發明了積體電路，以半導體材料「矽」為基礎，將電晶體等小型電子元件放進晶片內，再透過覆蓋在矽表面的互連層連接，正式開啟「**矽晶時代**」，如同為科技發展按下加速鍵，推動世界邁向嶄新的未來。

回顧人類歷史，從石器、青銅器到鐵器再到矽晶，每回的突破

性進展都與特定材料的出現息息相關，換言之，**誰能掌握關鍵材料，誰便能站在時代的巔峰，引領文明的進步。**

第一次產業興創為鐵器時代，動力取代了勞力（人力、馬力），成就了「**動能**」的飛躍

第二次產業興創為矽晶時代，電腦和 AI 加持了人類的腦力，開啟了「**智能**」的崛起。

那麼，下個劃時代的材料會是什麼呢？第三次產業興創用的會是什麼材料？我認為將會是細胞開啟的「**生能**」時代。

過去的人類常常被視為勞力的工具，但隨著時代演進、科技發展，光是從能力層面來看，現代人掌握的知識、科技與創新潛力，都是古人無法想像的，人類的能力可能是過去的十倍、百倍甚至千

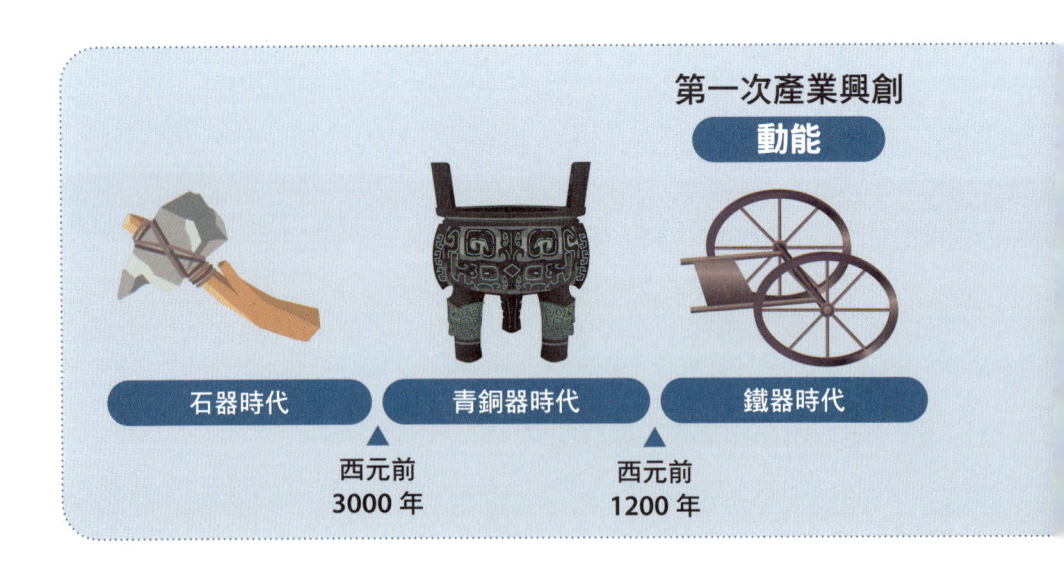

第一次產業興創
動能

石器時代	青銅器時代	鐵器時代
	▲ 西元前 3000 年	▲ 西元前 1200 年

倍。但即便本事變多了，面對少子化趨勢來襲，人類更加成為重要資源，每個人都應該更善待自己、認真看待自己的存在價值，透過知識的累積、健康的維護、性靈的覺醒，真正活出「新人類」該有的樣貌，甚至應該改變思維，必須從根本——也就是「細胞」開始鞏固健康。

細胞不僅是構成生命的基本單位，也是掌握未來醫療與健康主權的關鍵，更是開啟無限可能的鑰匙，隨著人類步入「生能時代」，誰能深入理解細胞運作並掌握應用，誰就能在時代浪潮中搶占先機，甚至改寫未來。科技的進步不應僅止於提升運算速度、精進製造技術或拓展通訊極限，更應回歸人本、真正能改善人類的生活品質，而醫學無疑是最能展現的關鍵場域。

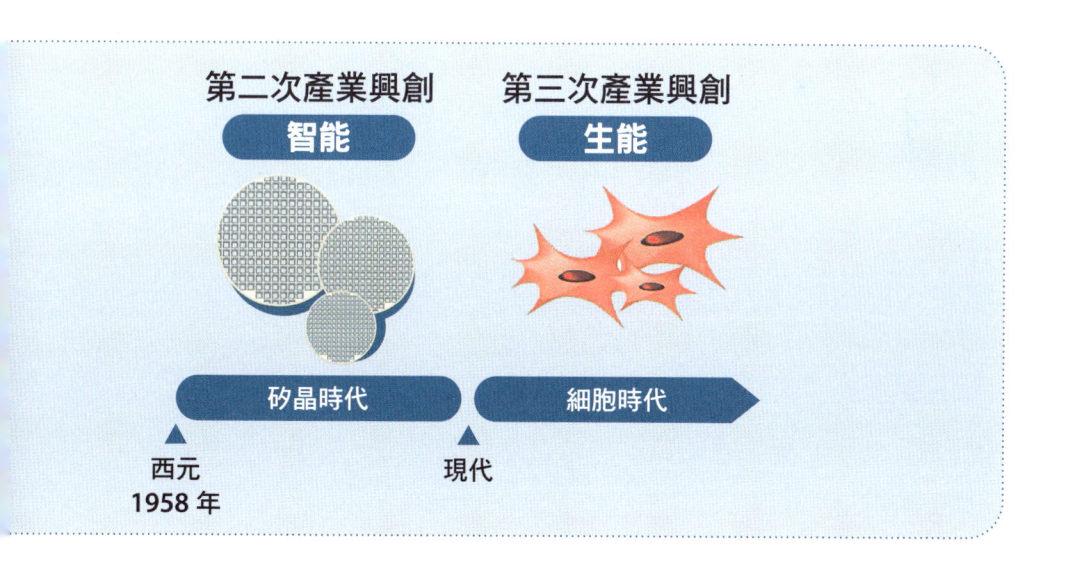

第二次產業興創	第三次產業興創
智能	生能
矽晶時代	細胞時代
▲西元 1958 年	▲現代

解答之道，
始於問對問題

　　改變歷史的關鍵，未必來自轟轟烈烈的顛覆與重塑，有時甚至只是電光石火的瞬間啟發：石器時代的工匠突然靈光乍現，開始翻攪泥土、試煉礦石，終於讓他們找到改變歷史的關鍵材料，摸索出以銅與錫鍛造文明的技法而進入「青銅器時代」。

　　如今的我們與當年跨入下一個文明的前人一樣，彷彿隱約看見生能時代的大門就在眼前，只是手中拿著無數把鑰匙，究竟，哪一把才能推開通往下個文明紀元之門？

　　仔細想想，人類無論是在科技革新或醫學進步，都是運用老天爺在大自然中已經給予的啟示，只待人類發覺它、知道它並且學會怎麼妥善運用。

舉例來說,「火」是本來就存在於自然產生的現象,只是如何生出火源、控制火源、調整溫度並且能夠隨心所欲地應用,就需要人類文明的進步才辦得到。

在遠古的荒野中,群居的原始人望著突來的閃電劃破夜空,劈向乾枯的草木後,隨即引發烈火,不明所以的他們驚恐地退縮,目睹張揚的鮮紅火舌吞噬森林,燃燒的樹木啪啪作響,宛如野獸的低吼;面對這團熾熱的光,原始人既恐懼又迷惑,甚至解讀成神靈的憤怒,或是來自未知世界的異象。然而,當大火稍滅後,人們小心翼翼地走近燒毀的森林,感受到餘燼的溫暖、烤熟的動物帶來從未有過的奇異香味,這股力量雖然依舊陌生而危險,但已引起好奇。直到某天某個勇敢嘗試的先行者拾起燃燒的樹枝,那火光映入瞳孔的同時,彷彿也開啟了人類掌控與應用自然的所有可能。

之後,人類學會以陶土、石頭甚至是青銅、鐵器打造成各種工具,這些材料本來也都是存在的,人類必須自己想辦法融會貫通,把這些材料變成用有用的工具,變成容器、兵器等等,懂得使用之後再集思廣益,加強工具的功能,將不同形狀的東西組合出新玩意兒,去完成不同的任務,比方說讓外型變成方正的,就可以拿來蓋房子、做成圓形的就可以變成輪子,進而改變人類的運輸方式,從人力進化成機械工具。

隨著科學一路的演進與人類智能的開發,能用的素材只會越來越多,應用更是變化萬千,所以在歷史上第一次產業興創時以引擎為指標,因為人類懂得應用金屬之後,突然靈光乍現,試著把不同

性質的金屬組合起來,再應用上逐漸弄懂的物理化學等概念,打造出引擎的雛型;當技術發展成熟後,機械全面取代人力、獸力,自此不僅人類的文明大幅改寫,也讓進步的腳步加速,甚至連帶影響了社會結構,最直接的就是不需要生這麼多的孩子幫忙務農、做粗活,漸漸地也不需要蓄奴,間接改變了社會階級。

同樣的,現在最夯的是資通訊,矽晶(Silicon)是老早就存在的物質,非憑空出現,經過懂科學的人因為好奇進而摸索、不斷實驗,終於搞懂這東西可以怎麼應用,漸漸發展出可以讓各種電磁訊號來傳遞訊息的工具,逐漸取代摩斯密碼等古老的訊號方式。如今更以矽晶材料為基礎,為人類科技發展推波助瀾,迄今都還在不斷進化中,近來更跨足到 AI 紀元,一舉超越人類原先的智力範圍。

無論是哪個階段的文明爆發,起心動念都是為了改善民生、工業、經濟等,從省力省工進步到追求更舒適便捷的生活;而生能時代所追求的層面更多,不只是醫術的革新與進步,畢竟那必須「先得病再來治」,不管之後發明出多麼高超卓越的治病方法或手術療程,人們還是得先承受病痛的折磨。

因此我認為,生能時代的重點應該放在「從根本」徹底擺脫病痛折磨,追求真正的健康延年,即便疾病找上門,也能在疾病發生的初期就精準應對,在身體付出最小的代價下,迅速結束戰役。

但是,可以從根本終結病痛折磨的「材料」會是什麼?答案在已知的醫學領域嗎?還是仍在人類參不透、看不懂的未知範圍中?

跨入生醫領域的科技人

　　我在半導體產業走在前端，累積了豐厚的資源與人脈，若想錦上添花、好上加好，那麼，以半導體為基礎繼續疊加、累積，複製過往成功經驗繼續創業，不是一條平坦順遂的康莊大道嗎？

　　直白一點說，這對我來說已經沒有太大的意義，或者說，我已經在身在其中，也獲得一定的成果了。如今半導體產業已經成為顯學，而我不是個愛湊熱鬧的人，當我環顧四周，發現大家都在循著相同的軌跡前行，我不禁思考：這條道路並不缺少我一個，我所考量的已經不再是個人的下一步。

　　現階段的我，思考的是未來台灣究竟需要什麼、真正該做的是什麼？這片土地需要的是什麼？我想，應該著手推動更具影響力的

新科技，創造真正有價值、能夠帶來長遠改變的事物，這不是隨意跟風的投資，而是對台灣而言至關重要的挑戰。

這麼困難的事情或許別人做不到也不想做，而我，恰好有機會也有條件去實現。

非醫科出身的我，想法與傳統醫藥界最大的不同就在於「跨域經驗」。我在電子產業投入大半生的時間與資金，跟許多優秀人才一起努力並做出成果，同時也在醫藥新創領域耕耘許久，2012 年我創立了「生命先鋒創投基金」，投入生物科技與醫療領域新創企業的新藥開發，一步一腳印走了多年，敗多勝少，繳了許多學費，這段期間我投入的心血與吸收到的養分與知識，堪比攻讀了五個博士學位；更難能可貴的是，我獲取到學術界所缺乏的實務經驗，無論從臨床醫藥界、新藥開發產業界或使用者觀點，能更「接地氣」、了解市場真正的需求。

創辦「生命先鋒」讓我有機會接觸許多優秀的新創企業與前瞻理念，但冥冥之中，我感受到上天賦予我的使命逐漸清晰，一條更明確的道路已然展現在眼前。

雖然自己沒機會穿上白袍，不過家族裡有許多人都是醫界成員，尤其是兒子宣昶有擁有中西醫資歷。說起他的行醫歷程，可說是「不按牌理出牌」，赴美攻讀電機工程，畢業後先在 IC 公司實習，從焊接電路板 IC 開始做起，再赴矽谷學 IC 測試、投入 IC 設計，由於加州早晚溫差大，氣喘痼疾加劇，經過中醫針灸治療，困擾多年的氣喘竟大幅改善，燃起他對中醫的興趣，每個週末專程前往奧克蘭

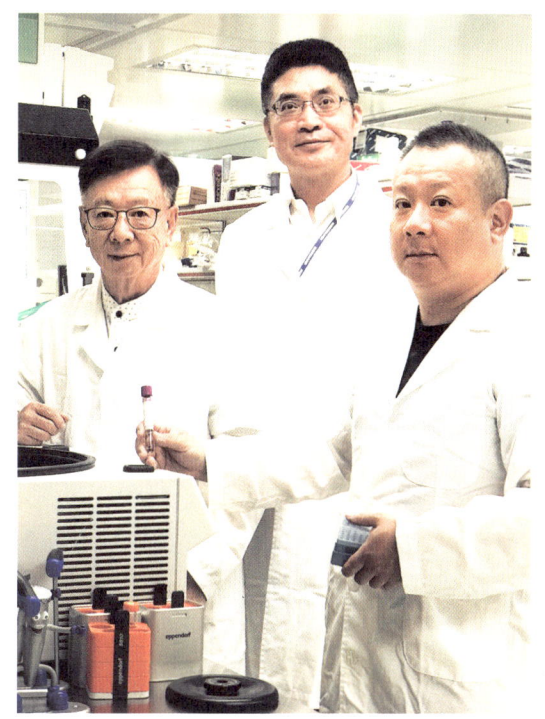

> 我年輕時沒有機會穿上白袍，兒子昶有（右）倒是擁有中西醫資歷。因為投入生技產業，我與他一起披上白袍，走進實驗室關心研究進度。

找知名中醫師楊維傑鑽研針灸與中醫療法，甚至特別到舊金山州立大學研習中醫沒有的解剖學和病理學。

　　天生好奇心旺盛的宣昶有，甚至曾幫矽谷老闆的魚針灸，讓奄奄一息的魚兒恢復活力，順利活下來，那瞬間的好轉反應更讓他對針灸的應用原理更有興趣。取得加州及聯邦的中醫師執照後，宣昶有先在當地行醫，還變成門診量最多的中醫師，然而他對醫學的求知欲並未止歇，決定到上海交通大學臨床醫學系攻讀腎臟風濕科，

在6年內完成7年的學程,並在上海交大附屬第六人民醫院當研究生,於2010年取得執業醫師資格。

在美國學中醫,再跑去中國讀西醫,宣昶有這條醫學路,怎麼說都有點「離經叛道」,但轉念一想,或許正是因為顛覆邏輯的學醫歷程,才能激盪出不同凡響的火花。

2011年,宣昶有與我的交大學長、時任加捷生醫總經理及大展生醫董事長的鍾祥鳳先生結識,開啟了與幹細胞接觸的重要契機。幹細胞(stem cells)是尚未特化的多功能細胞,有著自我複製與分化為多種細胞、組織乃至器官的潛能,廣泛存在於胚胎、胎兒組織、臍帶血及部分成人組織中,其中又以胚胎幹細胞的發展潛力最為強大。

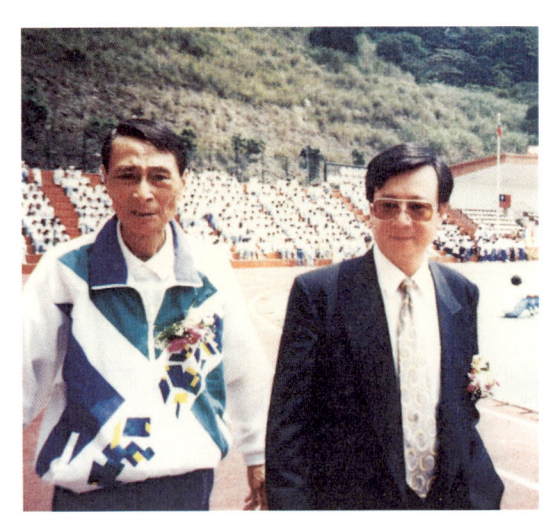

家父與我互動不多,但關鍵時刻我都能從父親身上得到重大啟發。我因為父親的緣故,從醫心願自幼在內心根植,如今由兒子昶有走上醫學路。

然而擁有中西醫雙重背景的宣昶有,起初對幹細胞的治療效果持懷疑態度,不過我始終認為,傳統行醫方式固然是基礎,但醫生一個個治療病患不夠快,若真能透過幹細胞技術能嘉惠更多患者,為何不嘗試看看?於是我們決定與鍾祥鳳攜手,成立「宣捷生物科技股份有限公司」,前進東北吉林大學打造實驗室、購置設備,並開始一連串幹細胞的實驗,正式朝生技之路邁進。

然而該如何起步?該從哪裡開始?這些問題對宣捷團隊來說,都是全然未知的領域。宣捷如同尚未開始分化的細胞,會練就出何種功能?會有哪些天賦?都需要不斷試煉,但也像一顆發育中的胚胎,正逐步分化成完整的個體。

開啟未知領域,遍尋最佳素材

因緣際會下,宣捷與中國吉林大學白求恩醫學院、毛囊幹細胞權威劉晉宇教授合作,劉教授曾以人體毛囊幹細胞成功培育出血管,卓越成果獲得國際醫界關注。有了重量級人士的加持,讓宣捷確立了第一個目標:從毛囊中找尋幹細胞。

毛髮會持續生長就是毛囊內幹細胞不斷分化、補充新細胞所致。為了探究培養出的毛囊幹細胞是否對人體有修復再生的能力,宣昶有跳進去用自己的身體做實驗,把腳上的十字架刺青上層皮膚割除後,再將毛囊幹細胞植入,雖然受傷的皮膚確實被毛囊幹細胞修復了,但是新生的皮膚竟然沒有毛細孔!顯然利用毛囊幹細胞再生的

皮膚缺乏某些習以為常的功能。

此外，深入研究後才發現，毛囊幹細胞的增殖能力很有限，無法培養多代，擴增的數量不足就難以產業化；與此同時，研發團隊試著培養脂肪幹細胞，相較於毛囊幹細胞，脂肪幹細胞數量雖然較多，但抽脂時必須全身麻醉，取出的脂肪還需分離血液與雜質，最終可用的細胞量有限，取得細胞的過程又太過勞師動眾，效率不彰，也無法成為穩定的幹細胞來源。

眾多功能不同的幹細胞中，「夢幻逸品」當屬胚胎幹細胞，可全面分化的胚胎幹細胞被視為所有幹細胞的基礎，是無限可能的起點。我有一位育有三子的會計師朋友，其中兩個孩子很健康，最小的孩子出生時就診斷出成骨不全症，連好好坐在椅子上都成問題，更遑論生活自理了。看到孩子一出生就受盡折磨，誰都於心不忍，聯繫多方管道，取得中國施打胚胎幹細胞的機會，短短數週時間，這個成骨發育不全的孩子竟能慢慢坐起身，奇蹟般效果展現出胚胎幹細胞確實有無限潛力。

然而，胚胎幹細胞存在著倫理與道德的爭議，甚至可能會引發「胚胎商業化」的疑慮，因此即便胚胎幹細胞是最佳選擇，但是在倫理道德與科學進步的歧異尚未有解答之前，胚胎幹細胞勢必無法成為選項。

最好的胚胎幹細胞不能用，那麼，最適合普及大眾的幹細胞素材會是什麼呢？

失敗的經驗告訴我們，成功的祕密不是不犯錯，而是不斷嘗試。

研究初期，我們如同在茫茫大海中找尋方向的船隻，研究團隊天天浸淫在論文大海中，從文獻、醫學期刊中想歸納出可行方向，這段期間，投入了無止盡的實驗與探索，也投入了大量資金，卻始終未有任何斬獲。

直到團隊將研究標的鎖定在胎盤與臍帶中的間質幹細胞（MSC），黑暗中的摸索之路終於露出曙光。

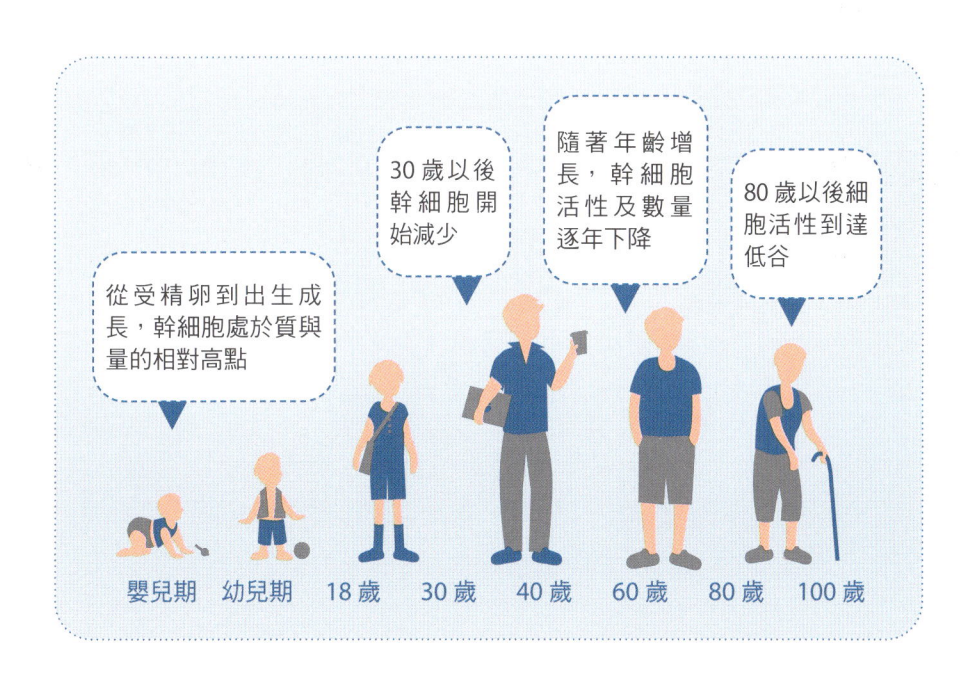

> 從受精卵到出生成長，幹細胞處於質與量的相對高點

> 30歲以後幹細胞開始減少

> 隨著年齡增長，幹細胞活性及數量逐年下降

> 80歲以後細胞活性到達低谷

嬰兒期　幼兒期　18歲　30歲　40歲　60歲　80歲　100歲

細細鋪陳，
再生醫學新樣貌

　　愛因斯坦在提出「相對論」時，曾因無法驗證而被視為「紙上談兵」；孟德爾的遺傳法則，也曾因時代不成熟，被塵封數十載才重見天日。

　　人類文明的進程從來不是一條直線，而是無數沉潛、突破與再發現的交織。有些事物雖然存在，卻始終沒有發揮作用，就像亞馬遜叢林深處的原始部落與外界的生活方式和社會結構截然不同，我們習以為常的「日常」，對他們而言或許難以想像。

　　科技的發展如同人性的拓展，皆源於對智慧與良知的不懈追求。即使身處未知與困境，人們依然能憑藉求知的熱忱與創新的力量，找到前行的方向。

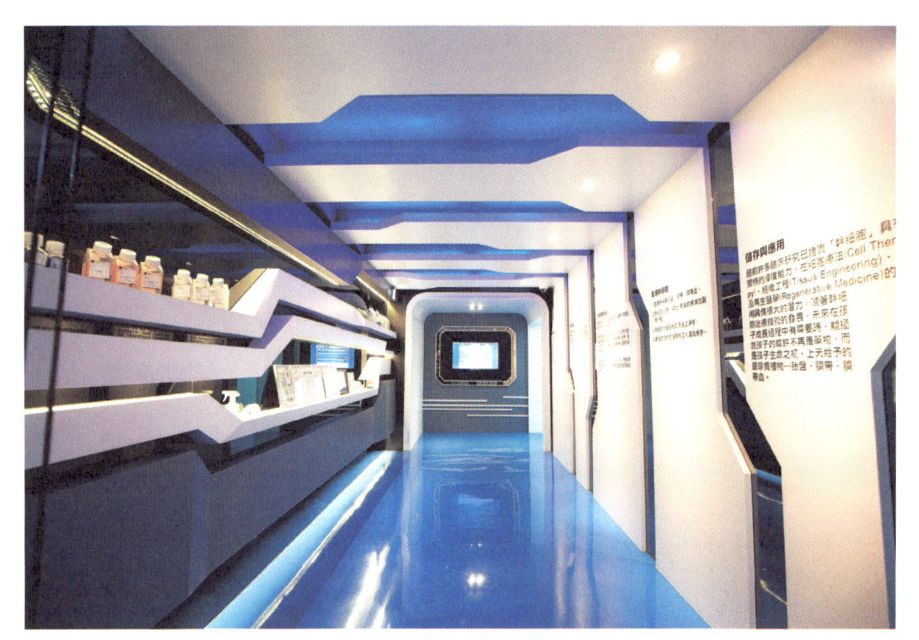

從胎盤與臍帶出發，我發現生命起源中被忽視的解答。

　　正如科技研發的過程，總是經歷無數挑戰，但憑藉堅持與智慧，人類在人工智慧、量子運算、生物醫學等領域持續突破，使科技不僅成為知識的延伸，更承載道義，回應社會與人性的需求，並推動文明向更高層次邁進。

　　宣捷在醫學領域的探索旅程，始於對生命起源的關注。臍帶與胎盤是胎兒與母親最初的連結，也是人類發育茁壯的根源，寶寶出生後，功成身退的胎盤、臍帶與臍帶血向來被視為是沒有價值的醫療廢棄物，沒想到解藥就在這裡。

間質幹細胞（MSC）是指已從萬能幹細胞分化出來的細胞，正準備進一步分化成不同的細胞，但仍處於還沒有完全分化的階段，使得它具備較低的免疫原性，這樣的特性使得間質幹細胞成為相對安全的細胞，同時又保留了豐富的分化潛力，特別是來自胎盤（含臍帶）的間質幹細胞，因為胎盤中的細胞具有年輕、原始的優勢，更具有強大的發展潛力。

　　從生物學的角度來看，胎盤的角色非常獨特，它既不屬於母親，也非胎兒的器官；胎盤的任務就在幫胎兒「搶資源」與「抗發炎」，需要迅速吸收母體的營養使胎兒成長，能在短短十個月內從胚胎變為完整的嬰兒，其快速生長的能力自然不容小覷；而胎盤的免疫抗原極低，才能保護胎兒不會被母體的免疫細胞攻擊，這也是胎盤內間質幹細胞更適合成為再生醫學與細胞治療的首選材料的主因，甚至能成為未來製藥的關鍵原料。

　　然而萬事起頭難，研究毛囊幹細胞時有中國的科學家支援，但邁入間質幹細胞領域後，大部分時間都是宣捷團隊單打獨鬥、踽踽獨行了。想讓幹細胞產業化的概念非常先進，當時是非常少人做的領域，宣捷跑得很前面，多數時間都跑在無人地帶，其實根本不確定該往哪個方向跑。

　　研發初期，團隊沒有現成的操作流程可依循，文獻往往只是理論描述，與實際操作存在落差，加上胎盤的結構複雜，每個部位的細胞含量與品質都不同，團隊得先花費大量時間研究如何正確取得最佳幹細胞，再透過分離與純化技術提升幹細胞數量與活性，才有

機會成功培養多代、擴增出足量的間質幹細胞。除了自己打拚，宣捷團隊與中國的中科生物工程與吉林大學等長期深耕於胚胎幹細胞研究領域的專家學者請益，希望盡快摸索出方向。

為了獲取足夠的胎盤樣本，宣捷與新竹馬偕醫院的婦產科醫師合作，蒐集了 10 個胎盤進行研究，最初的成功率僅有 6 成，表示技術仍然不夠成熟，還需進一步優化。

母親的最後 18 天

當時，宣捷幹細胞的量產與產業化尚在摸索中，這時高齡 95 歲的母親住院了。母親身體向來硬朗，晚年雖罹患大腸癌，所幸病況控制得宜，但老人家已屆耄耋之年，多數的療程已不適合進行。2012 年 9 月 7 號，我在長春接獲母親病況惡化緊急通告，我們心裡都有數，天下無不散的宴席，再親的家人也終須一別，但我還是希望能跟上天搶時間，讓母親度過眼前這個難關。

2012 年 9 月 8 日星期天，醫療人員先協助我將存放於攝氏 -196 度儲存槽的幹細胞解凍，一切安排就緒後，我登上早上的飛機直奔台灣，在下午一點多順利把幹細胞送到醫院，為母親完成療程。隔天一早天剛破曉，我就趕赴醫院探望母親，當我走進病房看到母親的那瞬間，我感受到震撼與驚訝。

前一天還發出病危通知的母親，如今坐在床緣，還能輕鬆地拍拍手、晃晃腿，甚至把雙手撐在背後，用臂力讓身體懸空，笑咪咪

的「露一手」給我看。

不到 24 小時，95 歲的病危老母親就能夠從病榻上坐起來，靈活伸展肢體，若非親眼所見，真的很難讓人相信。幹細胞真的有這麼神奇的效果？也許有人會說，這會不會是所謂的「迴光返照」？誰也沒有答案，但是眼前的母親確實恢復了精神，甚至不久之後就出院返家。

對於發生在母親身上的「奇蹟」，我的解讀是，幹細胞成為身體的一部分，像是個年輕有活力的「新同學」來到班上，改變了死氣沉沉的氛圍，活力感染了所有同學，讓全班充滿活力，這也是一種「免疫效應」吧，幹細胞讓免疫協調功能更強健，使身體運作得更平衡。

母親是在 9 月 8 日星期六接受幹細胞的，到她離世前，多出了 18 天和家人相處的珍貴時間。家族篤信天主教，曾在母親病況不樂觀時，請來新竹地區的劉主教為母親舉行「臨終傅油禮」*，心裡也已做好與母親道別的準備。而在 9 月 8 日完成幹細胞治療後，病況比預期穩定了許多，就先返家休養，待需要專業的醫療介入時再返回醫院接受照護。令人印象深刻的是，在接下來的一段時間裡，劉神父前後為母親做了三次傅油聖事，每次都被認為是臨終前的祝福，

---

* 「臨終傅油禮」是天主教傳統中 7 件聖事之一，藉由神職人員的覆手、傅油和祝福，賦予聖寵於身患重病或瀕死的教徒。

不過都能化險為夷。

不過時間一天天過去，家人都能感受到母親的體能逐漸下降，或許是幹細胞的效果開始減弱，讓被幹細胞激起的身體機能也逐漸回復原狀，最終在 9 月 26 日離世。

這段時間對全家人而言，是無比珍貴的 18 天，讓遠在國外的親人有充裕時間回台灣，能夠好好道別、道謝、道愛，由信任的家人親自為她拔管。拔管後她意識依然十分清明，可以用眼神環顧每位圍繞在身邊的家人，再慢慢走向最後階段，為人生畫上完美的句點。

我常常回想起那天，如果 9 月 8 日那天我沒有冒險上飛機、讓母親使用幹細胞，或許和母親的道別會是另一種狀況：焦急的家人訂不到機票、趕不上飛機；為了等家人到齊，院方可能不得不使用

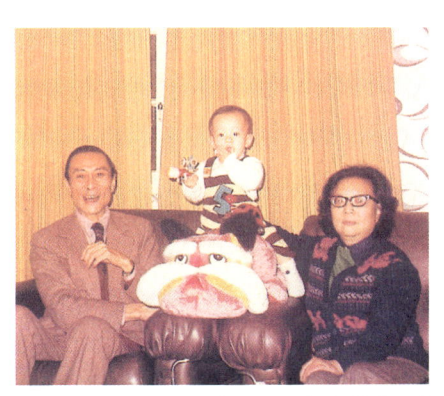

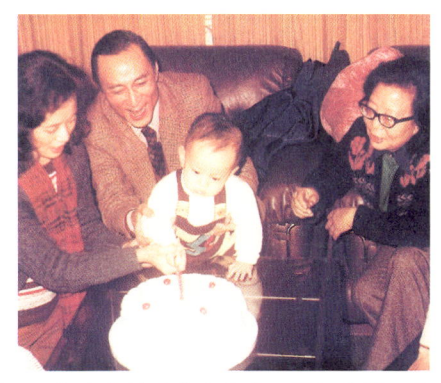

母親最後的時光，爭取了更多意識清明的時日，親人都能陪伴在身旁，了無遺憾。讓我深信，醫學的發展應該要能回應人們最深切的需求。

藥物、儀器勉強留住母親最後一口氣，讓她白白承受痛苦與折磨，而家人看見的可能是病榻上插滿管子與維生設備的母親，無法好好道別的遺憾將是家人心中永遠的痛。

母親最後的 18 天，讓許多心願都圓滿了，她帶著感恩與祝福謝幕，啟程前往另一個國度。

加拿大裔的美國醫學人文鼻祖：威廉・奧斯勒爵士（Sir William Osler）曾言，「**醫學是一門科學，但也是一門藝術；它不僅需要準確的知識，也需要仁慈與智慧觸及人心。**」醫學的發展讓我們有機會為摯愛的人爭取更多的時間，或許只是短短幾天，卻足以成為彼此心中最溫暖的回憶。

而經歷了與母親道別的過程，我也深信研究幹細胞這條路勢在必行。醫學的發展不該只是冰冷的臨床技術累積，而是應該讓生命在最需要的時刻，以個人化、客製化的方式，回應每位患者與家屬最真切的需求，讓醫療不僅僅是延續生命的長度，更能延伸生命的溫度。

PART 2

細胞革命

那幾枚微小的細胞,從未許諾任何奇蹟,
卻悄悄鬆動了病痛的桎梏。
研究者走在實證的前線,在尚未被認可的黑暗裡,
試著點亮第一束可能的光。
別人說是異端、是風險、是燙手山芋,
但對一個找尋希望的病患而言,
這是唯一能握住的救命繩。

走在前方的人，
用心開啟新路

　　用最白話的方式描述幹細胞，就是一個很厲害的萬能細胞。學會應用幹細胞，就等於應用各種細胞，所以我把幹細胞視為點燃下一世代文明的火種。我的領悟是，幹細胞如同大自然界原本就存在的火、銅、鐵或矽晶，只要搞懂相關的應用，就能用來強化人類的健康。

　　宣捷的初期階段，國際間對幹細胞的研究，多半僅止於實驗室階段，各國的研究不少且都是鴨子划水，各自悶頭進行、閉關修行，宣捷想以台灣為據點，向國際開枝散葉，無論是臨床醫學技術的探索，或是營運模式的打造，都面臨很多難題。

　　雖然前路難行，但我們不打算就此放棄。瞄準了間質幹細胞就

是我們要的「生能材料」之後，接下來的任務就是擴增出夠多、夠好的間質幹細胞。

第一關是如何發揮最大效益，從臍帶胎盤中提取最大量高品質的間質幹細胞。美國對幹細胞的研究較早，雖然都鎖定在抗老與回春，但多年來也培養出不少專家學者，我們從美國邀請幾位在生醫領域表現傑出的華人科學家加入團隊，一起發掘間質幹細胞的潛力，同時也觀察全球醫學的研究走向，不時與醫學院教授及教學醫院交流，累積了大量的技術和經驗。

2011年時，宣捷可以說是全球最早投入間質幹細胞的分離、純化、研究和製程開發的團隊，走在前面的我們建立起完整的資料庫與實驗流程，然而，幹細胞新藥的開發投資金額相當龐大，燒錢速度很快，而且我們需要大量的胎盤進行研究。

為了順利取得實驗素材，我們向天主教教學醫院的人體研究倫理審查委員會（IRB）申請合作。鎖定教會醫院的原因是，只要獲得天主教或基督教的認可，未來到各醫院收取胎盤跟臍帶會比較順利。只不過，從IRB千辛萬苦獲取的胎盤與臍帶，都需經過宣捷實驗室最嚴格的篩選，才能培養出製藥等級的幹細胞，根據統計，平均收到30份只有1份檢體能完全符合標準，過程漫長也缺乏效率。

我轉念一想，現階段宣捷應該結合幹細胞儲存和新藥研發的模式，先藉由幹細胞儲存增加營收，一邊接地氣賺錢，一邊開發新藥，才是最佳模式。

於是，我們在2013年決定透過換股方式，併購了大展幹細胞生

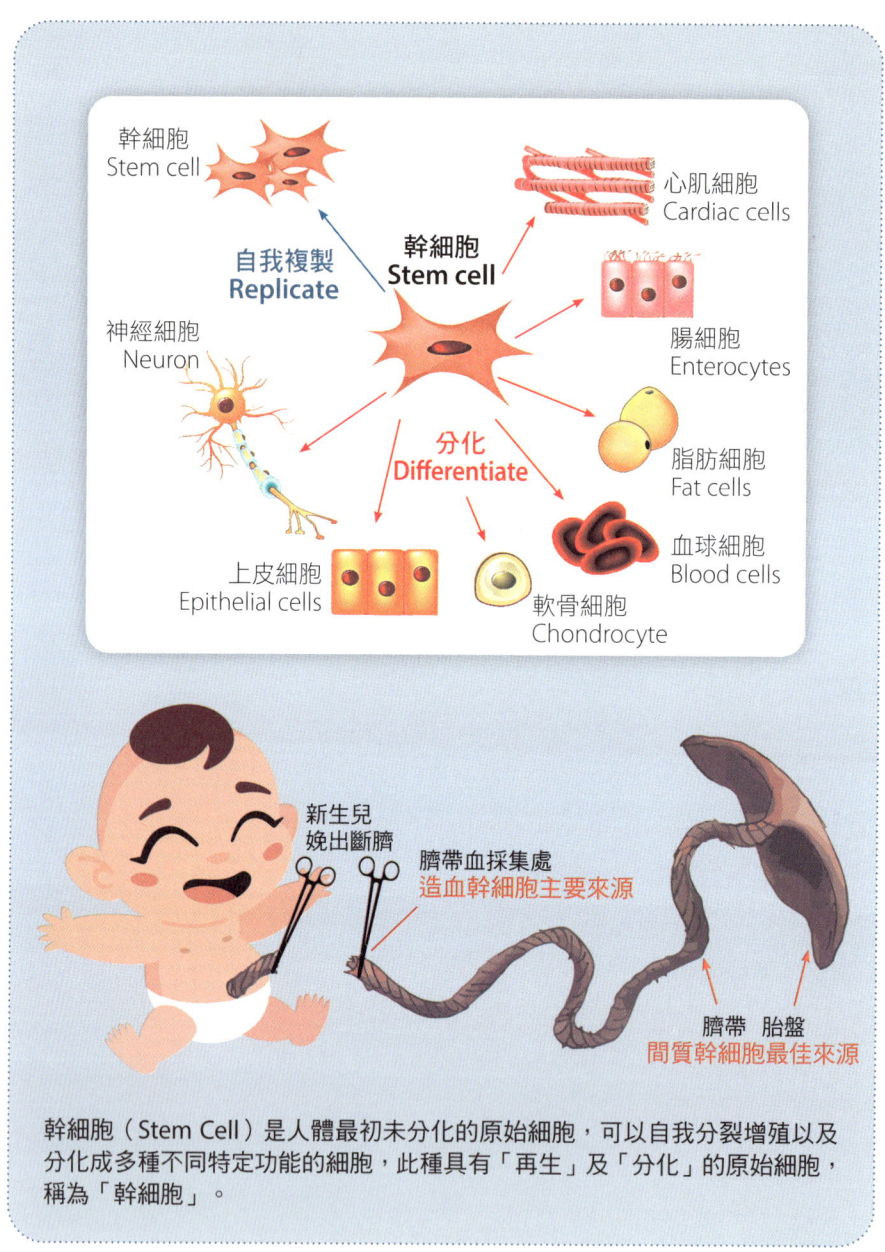

幹細胞（Stem Cell）是人體最初未分化的原始細胞，可以自我分裂增殖以及分化成多種不同特定功能的細胞，此種具有「再生」及「分化」的原始細胞，稱為「幹細胞」。

© 宣捷幹細胞生技

技公司,並正式更名為「宣捷幹細胞生技」,生技布局正式分為兩個部分:宣捷幹細胞生技建置專業實驗室,專營臍帶、胎盤、臍帶血「三寶」的儲存,也就是類似當時坊間流行的臍帶血儲存公司的營運方式。

雖然,宣捷進入該細胞儲存領域的時間比別人晚,但真正的勝局不在於誰先落子,而在於誰最後能走出一盤好棋。

那時候市場上流行「儲存臍帶血」,但臍帶血只在罹患血液相關疾病時才能派上用場,用途並不廣泛,當年同步儲存俗稱「胎兒三寶」的胎盤、臍帶與臍帶血的方案並不多,市場還在萌芽期。

宣昶有認為,與其跟市場上只做細胞儲存服務的生技同業競爭,不如出奇制勝想出更有利基的點子。宣捷先以略低於同業儲存價的方式打入市場,讓占有率迅速拓展,更提出創新大膽的儲存方案,震撼了業界。宣捷推出「全額退回」的方式,換句話說,儲存戶在擁有讓家人安心的保障後,20 年之後,儲存戶可以選擇退費後捐贈給宣捷。

這是市場前所未有的行銷策略,對於對幹細胞的功效持保留態度、甚至存疑的人們來說,這會是更有彈性的選擇,可以把它當作「定存的健康」,存有來源明確的家族三寶製成幹細胞,在最安全有保障的實驗室中凍存,成為家族健康的後盾,又可以在 20 年後獲得退費,無論如何都是雙贏的選擇。

回想宣捷剛併購大展時,一開始公司每月的業績僅 200 萬,幾乎難以為繼,然而「免費退回」的方案推出之後,業績立刻飆升,

第一個月就突破 2800 萬,甚至曾創下單月營業額突破 4000 萬的亮眼業績,幾乎是同業的 1.5 倍。

宣捷成功的市場推廣策略奏效,儲存戶翻倍成長,但是,宣捷卻祭出嚴格的篩選機制,並非每個想存的家庭都能順利儲存,實驗室「退回率」頗高,許多同業看不懂宣捷葫蘆裡賣的是什麼藥,為什麼送上門的生意不要呢?

因為宣捷的目的不僅是賺儲存的錢,而是把目標鎖定在幹細胞新藥開發,所以每份三寶都必須以能培養優質幹細胞的標準才能存。比方說產婦是 B 型或 C 型肝炎帶原者,或是有糖尿病等任何慢性疾病,都無法通過檢驗,尤其是稍微年長的產婦兒時若曾接種過牛痘疫苗(1979 年後台灣才停止接種),因為打過活的天花病毒製成的

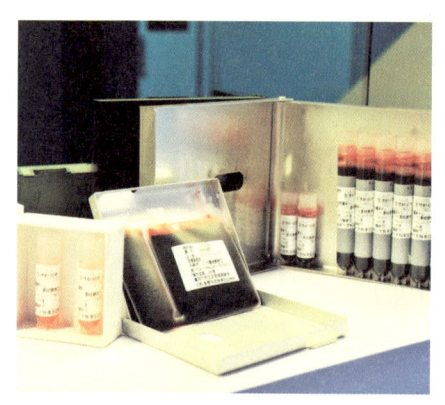

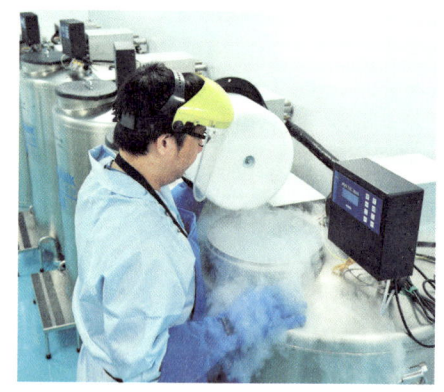

左/宣捷幹細胞生技建置專業實驗室,專營臍帶、胎盤、臍帶血「三寶」的儲存。
右/2013 年,宣捷推出震撼業界的「定存健康」概念:儲存戶可在宣捷凍存幹細胞,20 年後,儲存戶可以選擇退費後捐贈給宣捷。

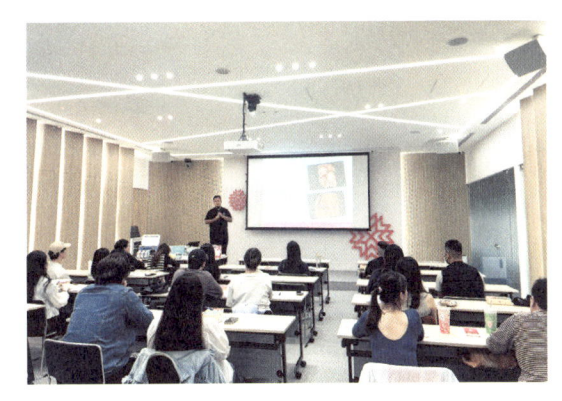

熱門的爸媽教室，每年全台巡迴辦理 300 場以上，每場都有超過 10 組以上參與，幫助新手爸媽準備好寶貝的到來。

牛痘疫苗就過不了檢測標準，也不能存。

訂下如此嚴格的篩選標準，就是只為了確保每一份三寶都能真正用於治療，並且安全有效地幫助到每個需要的人。

宣捷幹細胞以創新的行銷策略，在短時間內迅速打響名號，尤其是「三寶儲存」概念推廣與幹細胞未來應用的衛教課程、媽媽教室遍布全台，不僅吸引眾多民眾踴躍報名，也成功提升大眾對幹細胞治療的認識。

雖然從商業角度來看，退費款項無法計入營收，這也影響了當時即將興櫃的宣捷的獲利模式估算，不過宣捷穩紮穩打，用「險招」擴展市場的同時，也兼顧到財務規範與商業模式的優化，成為宣捷邁向更高階市場競爭力，最後順利在 2023 年登錄興櫃。

豪賭般的風險，
長征般的堅持

　　製藥業的典型商業模式，就是投入時間金錢努力研發一款新藥、申請專利保護，技術成熟之後再慢慢推向市場，但是我認為這樣的策略若直接套用在幹細胞領域，未免顯得過於保守，甚至流於小打小鬧。

　　人類之所以跨入「動能」、「智能」時代，都是因應產業生產上的需求，進而衍生出全新材料去改善工業製程、產出新商品，來改善人類的生活；然而「生能」是人類文明的全新領域，當然也不適用已行之有年的商業模式，必須以更新穎的思維去看待幹細胞製藥的獨特性。

　　當年錯過動能革命的人，還在靠人力與牛車緩慢前行；錯過智

慧革命的人,仍在用飛鴿傳書、算盤記帳。我們不禁要來思考,若是再錯過當代這場「生能革命」,那些落在時代背後的人,又會是什麼模樣?

燒錢煉金術,信念煉新藥!

宣捷一成立便確定以直攻「幹細胞新藥」等生物藥開發為目標,同時也開發「蛋白質新藥」,獨自走上一條最燒錢、最看不到「出口」的道路。

幹細胞製藥技術的重要性,我認為跟半導體產業不相上下。台灣有半導體產業作為基礎,才得以發展成資通訊產業,成為全球ICT產業的重鎮。幹細胞也是一樣,宣捷帶頭朝向幹細胞製藥之路邁進,自然也有機會幫台灣成就出相關的產業生態系。

新藥研發就是信念的戰場,當別人選擇安全的路,宣捷選擇踏入未知,我們不只是追逐成功,更想為人類健康延壽做最有可能性的探索。而且與科技業或半導體產業不同,幹細胞新藥開發無法單純設定 KPI、估算產量,也無法精確預測回報,更沒有捷徑可循,這是無比漫長的試煉,甚至比走迷宮更懸疑,就算投入 10 年、砸下數億資金,也未必能換來一劑讓人振奮的新藥。

然而,科學的每一次偉大進步,都是從大膽的想像開始的,不是嗎?

搶先翻開答案，幹細胞的未來已寫好

在這場沒有標準答案的醫學大考中，「幹細胞治療是否有效」一直是讓醫界冥思苦想的熱議焦點。對此，宣昶有常用一句讓人摸不著頭緒的話來形容：「我作弊了，因為在考試之前，我已經看到了答案。」面對眾人不解的眼神，他還會再補充一句：「既然答案已經擺在眼前，又怎會不敢應試呢？」

宣昶有會這麼說的原因是，宣捷早在 2011 年就與中國吉林省「中科生物工程」以及「吉林大學第三輔助醫院（簡稱吉大三院）」合作，其中吉大三院是三甲醫院*，能接觸到最棘手、最難醫治的案例，那年就連日本科學家中山伸彌關於 iPS 的研究，都還沒獲得諾貝爾生醫獎的肯定，國際間對幹細胞的研究尚未成為顯學。

與中國的合作中，我們確實見證了幹細胞在治療上的潛力，許多案例令人震撼，也讓我深刻體會到生命的奧妙，原來長久以來困擾人類的醫學難題，造物者早已在我們的體內埋藏了解答，只等待被發現與啟用。

有一個讓研究團隊都極為印象深刻的案例。女孩小宥一出生就罹患重度腦性麻痺，家族經營傳統餅業，經濟條件不錯，因此有較

---

* 在中國，醫院按醫療水平、科研能力等標準分級，「三級甲等醫院」（三甲）是最高級別，代表醫療技術、教學、科研、設備均達國內頂尖水準。

多資源與時間來陪伴小宥復健，也積極嘗試各種創新的治療，希望能改善小宥的狀況，也願意飛到中國尋求協助。

第一次見到小宥的人，心裡一定都會有滿滿心疼與不捨。6、7歲的年紀本該活潑好動，但她只能像布娃娃般，軟綿綿地倒在輪椅裡，甚至連好好坐著都是奢望，必須用布條固定的方式避免她滑出輪椅，才能端坐，病況相當嚴重。值得慶幸的是，小宥的家人對她疼愛呵護備至，即便復原的希望很渺茫，仍不放棄任何療法，也積極持續復健，然而改善的效果十分有限。

在聽說細胞療法後，小宥家人萌生施打幹細胞的意願，即便得飛到中國也願意一試，只求小宥能有好轉的機會，就算只是用自己的力量在輪椅上坐直，這小小的進步對小宥家人來說，都是上天的恩澤。

飛到國外打胚胎幹細胞並非醫界認同的正規醫療，甚至是場未知的冒險，然而站在家屬的立場想，小宥情況還會比現更糟嗎？既然不會，就沒有理由不試。然而安排重症腦麻兒遠赴國外就醫好比「燙手山芋」，極有可能會帶來無盡的麻煩，因此醫療界是不會有人願意幫忙聯繫、安排的。

在友人的協助下，小宥到吉林施打幾次胚胎幹細胞，不久之後，我們見到了幹細胞的力量。小宥媽媽傳來影片，小宥靠自己的力量從床上坐起來，與她原本的狀態相比，簡直是天壤之別！由於她年紀小，復原力強，經過多次療程後，小宥甚至進步到可以拿吹風機幫家中小狗吹整毛髮。

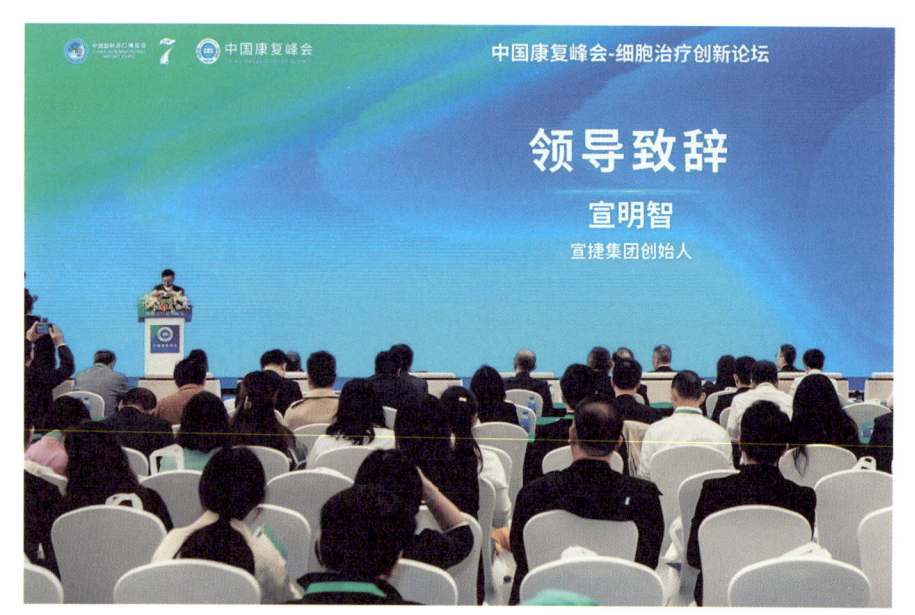

2024 年 11 月參與中國最大進口博覽會並發表演說，成為會場焦點，座無虛席，人潮滿滿。

　　任誰都無法相信，一個曾被宣告此生只能癱坐在輪椅中、一輩子都需要人照料的腦麻女孩，會有逐漸進步到可以操作電動輪椅、學習使用電腦的一天，甚至能在安全措施充足的走步機上，邁出人生的第一步。

　　這讓人振奮的進步不只是讓小宥家人看見了希望，對一心想投入幹細胞治療領域的我們而言，也是莫大的鼓舞。

　　我曾經與宣昶有到小宥家探視，看著眼前的小女孩逐漸拾回生活自理能力，未來的她也可以上學、讀書，享受校園生活、體會人

生的美好⋯⋯我們內心的激動難以言喻,也加深了研究團隊持續前行的信念。

除了小宥以外,還有一位 4 歲的腦性麻痺兒小妞,母親在生產時,麻醉過程中因母體發生低血壓,導致胎兒缺氧,使得小妞一出生就是中重度的腦性麻痺患者。

小妞的眼角總是上吊,頭只會偏向一邊,肢體也是完全無法自主控制。小妞在家人的安排下,飛往中國進行幾次幹細胞療程。後來她的眼神有了明顯的改善,不僅不再往上吊,能夠正視前方並對著物體聚焦,身體的活動力也明顯增強了,就連每到秋冬時節就會出現的嚴重呼吸窘迫也有好轉。小妞的進步對研究團隊來說,有如一劑強心針。

我想,**科研的價值就在這裡,透過進步的醫療讓那些曾經沒有選擇的患者,擁有重新書寫人生的機會。**

不可諱言的,中國在細胞實驗上「包袱」相對較小,可以大刀闊斧進行大量各種幹細胞的研究與實驗,累積了近萬筆的資料,針對每個受試者的狀況、治療原因及施打後的結果都詳細記錄,這些寶貴的實驗數據就是宣昶有所謂的「偷看答案」,已經確知幹細胞治療確實可行,剩下的就是自己如何努力,把這個「證明題」的解答過程鉅細靡遺地寫出來。

因此,我要把宣昶有的「狂言」稍稍修飾一下。

「偷看答案」不是投機取巧,而是站在巨人的肩膀上,以居高臨下的角度,看清楚前人已經探索出的道路。雖然,中科生物工程

的研究實驗有些是取材自胚胎幹細胞,而宣捷以間質幹細胞為研究主力,畢竟,開發新藥必須要用最符合市場機制、接受度與法規的材料來進行,從臍帶和胎盤中提取間質幹細胞最為安全。

我們不是單純複製過去的答案,而是用雙手與信念,讓這份希望變得更踏實、更可及。唯有將科技化為溫暖的療癒之力,才能讓每一個等待奇蹟的人,不再只是等待。

衝破制度枷鎖，
幹細胞新藥的變革之路

談到幹細胞治療的發展，我認為台灣是「起步較晚、後來居上」的典型案例。過去由於政策較為保守、社會氣氛相對封閉，台灣在幹細胞領域的發展一度落後如瑞士、日本、美國等先進國家，中國更是大刀闊斧推進細胞治療。雖然台灣有點遲到，但這些年急起直追，有些新藥開發甚至能躋身領先團隊，這是因為台灣有著獨特的社會文化與制度。

台灣民間流傳胎盤具有滋補與修復效果的說法，也有胎盤素等保養品，這讓大眾在面對取自於胎盤的幹細胞或外泌體時有較高的接受度。再者，台灣人有「除舊佈新、強身養生」的觀念，舉凡飲食、運動到民俗療法，保健文化基礎底蘊頗深，許多民俗療法雖不見得

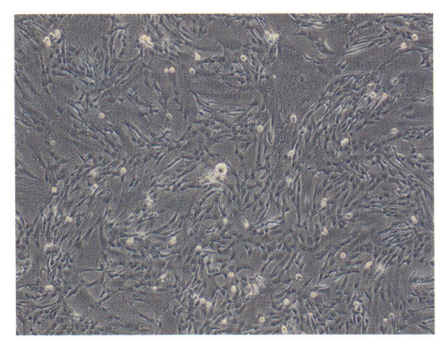

左上／臍帶間質幹細胞（初代培養_顯微鏡40倍）
右上／臍帶間質幹細胞（初代培養_顯微鏡100倍）
右下／使用神經所需的細胞因子，在實驗室培養環境下，可將間質幹細胞誘導成具有類神經幹細胞聚落的結構。

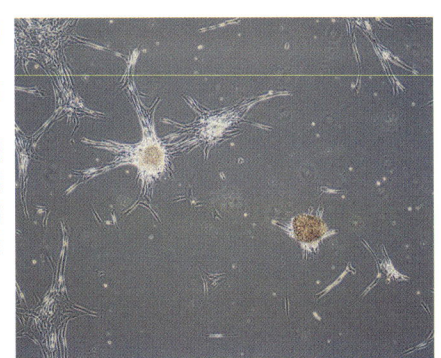

有醫學實證，但對台灣人來說常常是常規醫學外的第二選擇。

因此，當幹細胞逐漸為國人所認識，加上研究單位與相關產業默默耕耘多年，就算起步晚，也能在短時間內大幅進步，尤其是在新藥開發領域，有一段時間出現旋風式的成長，許多生技製藥公司摩拳擦掌、躍躍欲試。

但想要成功開發幹細胞新藥，除了臨床研發必須實驗成功，有一大部分則是需要挑戰「僵化的制度」。傳統的製藥流程通常可以

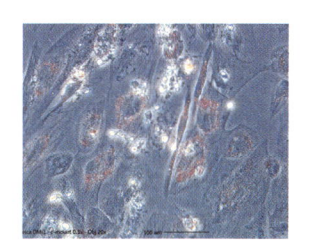

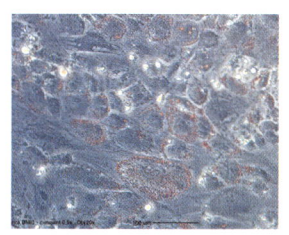

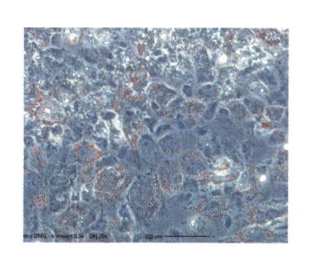

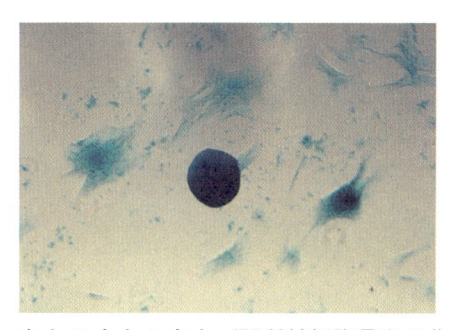

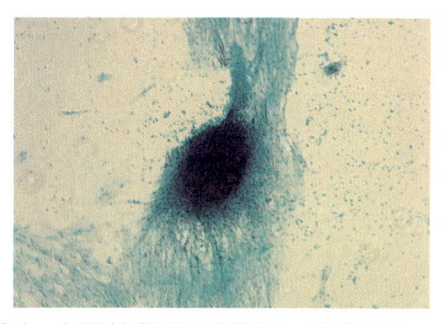

左上 & 中上 & 右上／間質幹細胞具有分化能力，細胞技術可以誘導分化成脂肪細胞。圖為分化後的脂肪細胞，使用油滴染劑 Oil-red-O (紅色) 染色，可觀察到脂肪細胞中的油滴。**左下 & 右下**／間質幹細胞具有分化能力，細胞技術可以誘導分化成軟骨細胞。圖為分化後的軟骨細胞聚集，使用軟骨染劑 Alcian blue (藍色) 染色，可觀察軟骨細胞。

從藥物動力學等數據明確對應出使用多少劑量、以什麼方式用藥及使用多久可以改善哪些特定適應症。

　　幹細胞治療多半是個體化的治療模式，幹細胞進入體內後，會根據體內的微環境產生不同反應，即使同樣的細胞注射至不同人體，效果仍可能大相逕庭，難以被量化與標準化，因此幹細胞的臨床試驗格外難通過審核。這可能與中醫的「辨證施治」雷同，即便處方與藥引相同，中醫師仍會根據個人體質、病程甚至季節時令去微調

藥方比例，使其與患者的身心狀態相契合，這種「因人制宜」的理念，正與幹細胞療法的精神不謀而合。

十幾年前，宣捷正埋首於幹細胞新藥的開發歷程，那時的學界雖然都知道幹細胞治療有其發展潛力，只是當時根本無力突破法規的限制，就無法有大規模新藥開發的實驗。

但宣捷研發團隊並不氣餒，長時間與美國食品藥物管理局（USFDA）溝通、送件審查，終於在 2017 年獲得了第一個幹細胞臨床實驗的批准。然而，在美國做臨床實驗，不但太遠且效率太低，於是團隊決定把美國經驗及完整的實驗流程帶回台灣，旋即展開了一系列的臨床實驗，讓彌足珍貴的幹細胞實驗 SOP 留在台灣，可以造福更多同業。

有人曾經問過我，宣捷做幹細胞製藥的起步這麼早、跑在這麼前面，花了時間也砸了大錢，沒有變成「死在沙灘上的前浪」就已經是萬幸了，怎麼還會願意把辛辛苦苦建立起來的幹細胞製藥流程公諸於世？

面對這樣的疑問，宣昶有總是用「格物致知」來說明心中的理念。「格物致知」是儒家思想的核心之一，強調透過探索事物的本質與法則，進而獲得理性知識，這個理念應用於幹細胞研發，顯得格外貼切。

醫藥界往往陷入一種「盲點」──過於專心開發實驗室裡的小小突破，無論是藥物、醫材或技術，小小的突破就被視為掌心裡的珍寶，加上投入的金額不小，更容易汲汲營營，將從市場獲利視為

終極目標。然而許多研究機構、醫療單位或生技公司各自為政，閉門摸索難免走冤枉路，這種封閉的思維模式，反而成為醫學創新的阻礙。

當一個人只能憑藉有限的視角去理解世界，他便容易受困於固有的思想框架。

過去十多年來，我們在生物科技與再生醫學領域持續突破，以科學與實證詮釋耶穌所言：「你因看見了我才信；那沒有看見就信的，有福了。」* 即便對幹細胞治療的前景已深刻相信，但我們仍致力於讓這場技術革新，從個人感知的探索，轉化為可被驗證、可被信任的科學知識。

我因過去的經驗與親身見證的實例，深刻體會到幹細胞的潛力與前瞻趨勢。若將這段旅程比喻為登山，我已經穿越層層迷霧，走出了箭竹林，眼前視野開闊，清晰可見通往山頂的道路，也能回望來時的路。然而，仍有許多人正在同一座山上攀登，被迷霧遮蔽視線，無論他們爬得多高、走得多遠，或是行進速度如何，我已經看見那些尚未走出迷霧的人所無法窺見的全貌，這也是我對未來充滿信心的原因。

---

* 這句話出自《約翰福音》20:29，耶穌對使徒多馬所說。多馬起初不信耶穌復活，堅持要親眼見到傷痕才肯相信。當耶穌顯現，讓他確認後便說：「你因看見了我才信；那沒有看見就信的，有福了。」這句話強調，真正的信仰不應只依賴眼見，而是來自內心的確信，而這樣的信念能使人蒙受祝福。

醫學跟其他產業最大的不同處在於終極的目的，醫學的最終目標應該要是讓人類免受病痛折磨，宣捷投入的成本當然不小，但我期待的不只是我們寡占市場、一家公司賺錢就好，我希望能帶動整體的產業發展，就像半導體那樣成為支持台灣的有利產業，如同圍棋盤上「作活」的「第二眼」*。

　　今日，高科技產業為台灣建構的「護國神山」已成為全民的信仰，但一個國家只有一座神山顯然仍不夠，不少人呼籲，基於風險分散的概念，台灣應發展第二個產業支柱當成國家的「保險」。但我認為，若把推動新興產業的信念用「買保險」來看待，難以打造出真正能與護國神山比肩的新興產業。

　　我的觀點更為積極：台灣不僅需要「買保險」，更要活用本身已經擁有的再創高峰的實力。這片土地上人才高度密集、經驗豐厚、韌性出眾，能在競爭激烈的半導體產業傲視全球登頂，絕非偶然。同樣的，台灣在生技、綠能、量子科技、人工智慧、先進製造等關鍵領域，也有長年累積的技術深度、卓越管理與持續創新，擁有開創新的世界級影響力。

　　打造另一座護國神山不是多一塊籌碼，而是主動開創新世代的護國產業，主動塑造新的台灣價值。

---

* 在圍棋中，「作活」是指讓己方棋子群在對手圍堵時創造兩個稱之為「眼」的空格，以確保這塊棋不會被吃掉。

醫界領航，搶救老化法規符合現狀

醫學生技與半導體高科技產業最大的本質差異在於，醫學的初衷並非為了創造經濟利益，而是為了救治病患、造福社會。過去的醫療法規多以「保障病人安全」為優先考量，並未如商業產業般發展出完善的產業架構，或靈活的創新空間。

回顧台灣的發展歷程，從低所得國家努力成為開發中國家，再躋身已開發國家，民生從貧窮走向富裕的同時，也衍生出許多過去未有的產業與服務，醫療亦不例外。不同於以往局限於臨床診療與基礎照護，如今有各式嶄新的醫學療法與高端科技，為延續壽命帶來了希望，卻也對現行醫學相關法規提出全新挑戰。

過去台灣在醫療法的修訂上，採取較為保守的態度，首先是因為早年國力較弱，法治基礎尚在建構；其次是醫療體系與國際尚未充分接軌，雖然國內已有許多優秀人才，但醫療表現仍有成長空間；第三則是過去台灣尚未形成完整的醫療產業鏈。

醫學界大致可分為四類角色：第一類是堅守臨床第一線的年輕醫師，在病房與診間之中，最能感受到病人的急迫與痛苦，因此也最願意嘗試新療法、導入創新技術，只為讓病人有多一絲希望。

第二類是經驗豐富、技術純熟的資深臨床醫師，他們是醫療團隊的中流砥柱，面對創新療法會先審慎觀望，更重視風險評估與長期觀察，對新制度或新療法的導入有實務上的關鍵影響力。

第三類，是學者與研究者，他們重視臨床試驗的完整性與數據

支持，在創新與制度之間扮演「橋梁」角色，也是將研究理論推向臨床醫療的推手。

第四類，則是熟悉法律與政策的公衛專家，給予立法相關的制度與規範的建議，以保障公共利益與病人安全，對整體醫療環境具有深遠影響。

這四類角色在推動醫療法規時往往會因立場、任務與責任不同，而有不同觀點，例如臨床醫師渴望立刻應用創新技術，為病人尋求生機，而法規制定者則必須審慎評估安全性、倫理性與社會影響。儘管立場各異，出發點都是為了病人好，在推動醫療法規的路上，唯有彼此理解與協作，才能讓制度兼具彈性與保障，讓醫療真正造福每一位需要的人。

因此，在推動細胞治療的相關法令時，醫療界逐漸察覺到大環境的變化，並積極調整步伐，在這樣的推力之下，開始積極調整步伐，從單一臨床思維轉向更宏觀的系統整合與政策倡議，正因為有長期關注醫療發展的學者與專家持續推動，法規才得以穩健修訂，為新醫療時代鋪出制度化的起點。相關法規穩健推動，邁出修法的第一步後，未來的發展也將越來越快、越來越完善，支持改革的人數正在增加，這也意味著台灣正朝著「全球醫療最先進國家」的目標穩步邁進。

2018年，衛福部正式公布《特定醫療技術檢查檢驗醫療儀器施行或使用管理辦法》（簡稱《特管法》）的修正條文通過，正式開放自體 CD34+ 周邊血幹細胞移植、自體免疫細胞、自體脂肪幹細

胞、自體骨髓間質幹細胞、自體纖維母細胞及自體軟骨細胞等6項細胞治療。

儘管《特管法》的修正開啟台灣細胞治療的新紀元，核准自體細胞治療的臨床應用，但異體細胞治療仍未獲得正式認可，對細胞治療發展無疑是一大限制。未來的道路看似浮現，但這條路真的是坦途嗎？還是布滿荊棘、暗藏著未知潛伏天險之路？台灣細胞治療的發展仍在關鍵十字路口，下一步，將決定它能否真正迎來突破，抑或是繼續停滯不前？

當今法規應不僅符合現況，更應前瞻未來、助力發展。隨著國民所得提升，民眾對醫療的需求早已超越基本照護，邁向更高層次的創新與精準醫療。台灣已躋身已開發國家，未來的核心競爭力，將取決於是否能發展出高附加價值的創新產業。

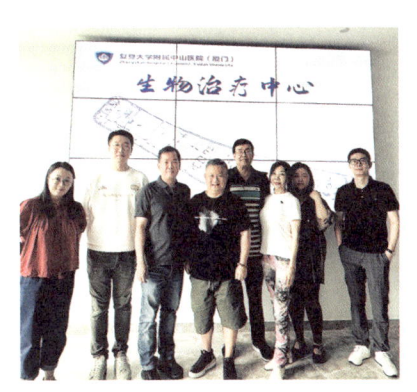

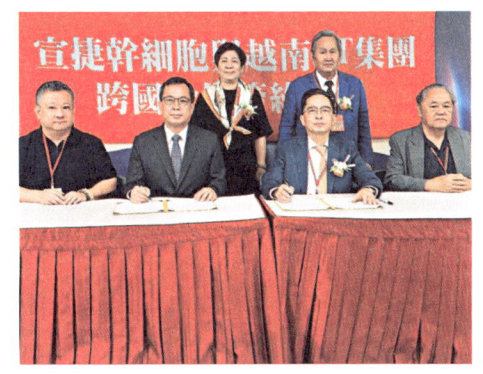

左／昶有赴中國復旦大學參訪，布局中國大陸，與生物治療中心團隊合影。
右／昶有與越南CT Group陳金鐘董事長達成跨國合作協議，促進細胞治療技術交流。

當生技醫療產業在國內逐步建立完整的研發能量，並與全台最優秀的醫師群攜手合作，勢必能孕育出另一座與半導體產業匹敵的「新神山」。回顧台灣半導體崛起的歷程，正是靠著人才密集、文化韌性與快速執行力，一步步在全球市場中闖出天地，即使發展初期的法規尚未完備，也無法阻擋前行的腳步。

　　如今，生技醫療正站在類似的起跑線上，我們要做的是盡速建立良善、清晰又具彈性的法規體系，為創新開大門、走大路。我預估未來十年內，一座嶄新的神山將崛起；二十年內，這座新神山將比肩甚至超越前者，屹立於世界之巔。

從內需出發，走向全球

　　半導體產業之所以能蓬勃發展，關鍵在於其早期即投入全球競逐的戰場，技術與資本同步從台灣向外開展，形成高度國際化的供應鏈體系。但我認為醫療與健康產業的操作與半導體大不相同，應該採取相反路徑：以內需市場為起點，深耕臨床需求與民眾體質，累積真實世界數據與療效信任，再穩步走向國際，「從台灣本土出發」，採取更穩健、更以人為本的策略。

　　台灣在推動創新醫療戰略上，擁有得天獨厚的條件，正好可以從「**成熟內需 × 快速製造 × 嚴謹臨床**」的三大基礎出發，打造具在地實力與國際潛力的健康科技生態系。

　　首先，台灣民眾健康意識高漲，且醫療資源豐沛，取得容易，

形成一個實驗與應用可同步並行的試煉場域；再者，台灣製造業基礎扎實，有高度彈性的生產鏈，不僅能快速回應研發需求，更有助於技術的即時轉譯與落地；此外，台灣的臨床醫師養成水準高、素質優秀，也勇於嘗試創新療法，願意與生醫研發團隊緊密合作，可共同提升治療效能與安全性。最重要的是，台灣本地市場規模適中，既能控制實驗變數，又有利於數據的長期累積與模型優化，都使台灣成為推動創新醫療的理想起點，有利於在全球醫療科技競爭中的站穩優勢。

長遠來看，台灣生醫產業從內需市場建立信任、標準與成果，再整合國際法規與驗證系統，將台灣經驗與模式輸出至新南向國家與歐美先進市場，就是場既務實又具戰略遠見的生醫升級願景。

科技已抵達，
制度還在路上

　　當疾病來勢洶洶，時間往往是最重要的關鍵，但是，現行的法規卻讓一項可能拯救無數生命的技術，長時間裹足不前。法國哲學家伏爾泰（Voltaire）曾說過，「至善者，善之敵（Perfect is the enemy of good）」，是指凡事追求完美的人，最後反而無法進步。醫療科技的進步本應與時俱進，但在僵化與束縛下，讓患者只能眼睜睜看著希望變成失望。

　　試想，亞歷山大·弗萊明（Alexander Fleming）在 1928 年發現青黴素後，若需等待層層核准，這個劃時代的抗生素是否還能拯救千萬人的生命？

　　細胞治療分為「自體細胞治療」和「異體細胞治療」兩種，自

體細胞治療就是取自患者細胞再分離出可用的細胞，培養擴增更多細胞後再回輸患者體內進行治療；異體細胞治療就是取自他人的細胞加以擴增，再輸進體內治療，像是間質幹細胞是具有免疫抑制功能，且不會引發排斥的異體細胞，可省掉細胞培養及擴增程序。

　　自體細胞治療屬於客製化，治療前細胞製備過程繁複且昂貴，細胞培養需耗費一個月左右，品質也還需要再檢驗才能用，如果病程發展迅速，細胞來不及擴增出足夠的數量，患者就無法及時獲得治療，花了錢卻仍得不到及時幫助更加讓人遺憾；而異體細胞治療的檢體能夠事先製造並妥善保存，一旦患者需要時可立即取用，無需臨時採集「只是堪用」的細胞，再將可能不是最好的細胞擴增、培養，徒生治療上的風險。異體細胞治療可以確保細胞品質，並可掌握治療的機動性。此外，異體細胞可挑選最佳細胞進行擴增與儲存，不僅能精準掌握治療黃金期，還能減輕患者的經濟負擔，提升療效。對於急重症患者而言，異體細胞治療甚至可能是最後一線生機，無須耗時等待一個月，即可爭取關鍵時刻拯救生命。

　　但是，因為相關法規遲遲未完善，異體細胞新藥開發始終「窒礙難行」，有心發展的生技產業只能透過教學醫院 IRB 的合作計畫進行，嚴重限縮造福患者的機會。加上異體細胞無法正式應用於臨床，導致即便醫療機構擁有先進技術，也因法規受限而無法施行，病患只能錯失生機。對生技產業而言，《特管法》的「半套開放」使整體發展受阻，病患、醫療院所與生技企業皆無法真正受惠，產業潛力也難以完全釋放。當醫學技術已準備好拯救生命，法規是否

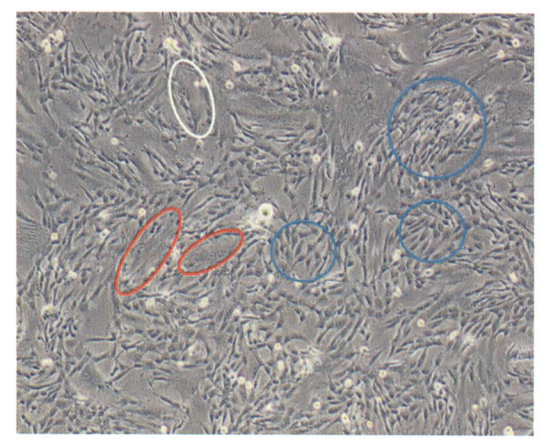

圖為 100 倍光學顯微鏡下的臍帶間質幹細胞。
紅圈 老化已死的細胞,細胞攤平,邊界不清,趨近於解體狀態。
藍圈 狀態良好的臍帶間質幹細胞群,細胞邊界明顯,細胞核清楚(中間黑色處),細胞體看起來立體。
白圈 老化細胞,細胞攤平但仍未解體,細胞核分散顆粒狀。

應該更進一步,讓這道希望之門真正開啟?

雖然台灣有不少醫療院所及科研機構,有能力進行自體細胞的治療與研究,但異體幹細胞的培養與擴增則屬於另一個層級,從細胞取得就有許多嚴格規定要遵守。由於宣捷成立之初就以開發異體幹細胞新藥為目標,早期就打造 GMP 製藥規格來因應所需。由於幹細胞的應用涉及領域非常複雜,進行臨床醫療行為時,最多只需要遵循由 FDA 制定的「人體細胞組織優良操作規範(GTP)」,然而若是要進入製藥階段,就必須符合「優良藥品製造標準(GMP)」的要求,兩者有很大差別。

GTP 主要針對細胞組織的採集、處理、儲存和運輸進行規範,為的是要確保細胞在臨床應用前保持安全性與品質穩定性,著重於細胞的來源控制與無菌操作,確保捐贈的細胞或組織不受污染、不

攜帶傳染性疾病，符合基本的檢驗標準流程，通常應用於細胞治療、器官移植、組織工程等領域。

相較之下，GMP 的標準嚴格許多，適用於藥品級別的細胞製劑開發。GMP 的要求不僅涵蓋細胞來源與培養，對生產環境、設備管理、批次一致性、品質控制、成品檢驗等多重標準都有限制，為的是要確保最終製成的細胞產品具有可重複性、穩定性，並能在不同批次間維持相同的療效與安全性。

宣捷早已與國內外臨床機構、學術單位的合作，有台灣最完整的異體細胞培養體系，從細胞分離、擴增到品質控管等，皆符合國際標準。雖然目前法規尚未健全，但不影響我們向前衝的意願，不能等萬事俱全才採取行動，即便得在迷霧中獨行，我們還是不曾停下腳步。

安全，是幹細胞的「金色名片」

無論療效再如何被期待，若是無法通過嚴謹的臨床驗證與國際標準審查，都難以獲得主流醫界的採納與信任。因此，宣捷把之前在美國「練兵」的經驗發揚光大，打造世界級的細胞製程開發與生產技術流程，從細胞培養、優化到分析方法的建立，再到製程開發、驗證，最後技術轉移至 GMP 量產與品質控管，每個環節都有專業團隊進行系統化管理，再透過大量實驗數據建立了完整的間質幹細胞分析鑑定平台，掌握間質幹細胞的分離、鑑定、培養與擴增，並

探索其功能應用,也發展幹細胞的學理研究,並推進臨床前體外與動物試驗。

幹細胞製藥欲成功,就要從點連成面

新藥開發是相當燒錢且高風險的長期戰役,在尚未獲准上市之前隨時都可能前功盡棄、一切歸零,而且每個階段投入龐大的資金與資源都將付諸流水。

宣捷有了完備的軟硬體,再來就是鎖定要投入的新藥研究範疇是什麼。選對標的很重要,我們決定投入醫學界最冷門、最少人願意投入的病症。

常常有人問我,為什麼宣捷反而是從「沒人想碰」的藥物先投入?怎麼看都有點傻。這得先從醫學界的製藥歷史談起了。

從 1940 年代開始,化學製藥逐漸形成了「一種化合物對應一種適應症(one compound, one indication)」的模式,這意味著每種藥物都必須針對一個明確的指標或症狀進行設計,整個藥物研發流程也必須在這框架下運行,必須找到一個合適的指標(indicator)並以此進行實驗,然而這種模式也帶來了一個現象:市場規模較小的疾病往往難以吸引大型製藥公司的投入,因為新藥開發成本高昂,回報卻有限。

這正是「孤兒藥」(Orphan Drugs)的由來。孤兒藥指的是針對全球患者數少於 50 萬人的罕見疾病所開發的藥物,由於市場需求

有限,大型藥廠通常不願投資研發。但對於新創藥廠而言,卻是難得的機遇,因為包括美國在內的各國政府為了鼓勵生醫界投入資源進行孤兒藥研發,提供了包括加速審批、專利保護與市場獨占權等多項支持措施,使得這類藥物能夠更順利進入市場,造福患者。

對於第一款的新藥開發,宣捷鎖定以「小兒支氣管肺發育不全(BPD)」為研究標的,針對早產兒肺部發育不全的問題進行研究,雖然全球病例相對稀少,但選擇該領域背後有真正的意義。

BPD 之所以會對新生兒造成嚴重影響,是因為新生兒器官尚未完全發育,特別是肺部功能不足,導致體內供氧量不佳,長期缺氧將會對腦部發育造成嚴重的影響。新生兒腦部損傷往往不易立刻察覺,等到成長期發現,已錯失黃金治療期。此外,根據統計有 10% 的早產兒罹患 BPD,臨床上採用高壓氧治療,但可能會對新生兒的免疫系統、神經發育及生長過程造成影響,例如類固醇可能導致生長遲滯、免疫力下降,甚至增加感染的風險,而長期使用抗生素則可能破壞腸道菌群平衡,影響消化與營養吸收;過度依賴氧氣治療可能引發早產兒視網膜病變或影響聽力發展,長期來看,對寶寶的健康還是存有不少隱憂,因此,醫學界也在不斷研究更安全、更有效的治療方法。

2017 年,宣捷研發出用於治療「早產兒支氣管肺發育不全症」的幹細胞新藥「UMC119-01」,通過美國 FDA 人體臨床申請,這不僅是台灣首例,亦是兩岸三地第一,並於 2018 年於成大醫院開始收治 10 案,2020 年完成第一期人體臨床試驗。

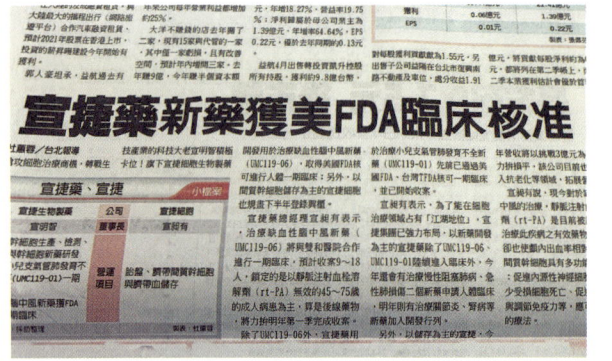

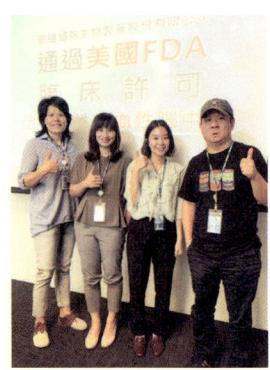

宣捷研發出用於治療的幹細胞新藥，通過美國 FDA 人體臨床申請，這不僅是台灣首例，亦是兩岸三地第一。

　　身為國內開發幹細胞新藥的第一棒，宣捷除了勇往直前，也必須找到最佳生存方式和穩定的經濟基礎。

　　宣捷在埋首小兒支氣管肺發育不全（BPD）新藥開發的同時，也已經把研究方向擴大到肺部病變和神經系統疾病，不僅鎖定全球第三大公共衛生問題、影響數以百萬計的成年人的慢性阻塞性肺病（Chronic Obstructive Pulmonary Disease，COPD）」和「異體臍帶間質幹細胞製藥暨治療技術應用於急性呼吸窘迫症候群（Acute Respiratory Distress Syndrome，ARDS）」，以及急性缺血性腦中風（Acute Ischemic Stroke，AIS）進行相關研究，一口氣從點連成面，幹細胞製藥才能一舉成功。

　　慢性阻塞性肺病（COPD）是綜合性的慢性肺部病變，引發慢性支氣管炎和肺氣腫，台灣一年有超過五千人因慢性阻塞性肺病死

亡。最常見的病因是長期吸菸、暴露在空氣污染、有害氣體或粉塵環境中，典型症狀包括長期咳嗽、痰多、呼吸急促、容易喘、胸悶，病人的體力會越來越差，甚至影響日常活動。加上 COVID-19 疫情後，以及全球氣候變遷與空氣品質惡化，肺部健康正面臨日益嚴峻的挑戰，現代人的肺功能正無聲無息地持續受損，卻未察覺。更讓人擔憂的是，COPD 目前並無特效藥可完全治癒，傳統藥物僅能緩解症狀，無法真正逆轉肺組織的破壞，只能用戒菸、藥物治療、氧氣療法、肺復健運動等方式來減緩病情惡化，嚴重缺氧的人可能需要長期氧氣治療，才能維持生活品質。

呼吸可以說是人體健康的最根本、最原始的本能，一般來說，成人的正常呼吸速率約為每分鐘 12 到 20 次，一旦呼吸出現問題，很多疾病隨之產生，尤其是 COPD 的患者，即便不是最嚴重的狀態，但每一口呼吸都必須費盡力氣才能獲得寶貴的空氣，等於每分鐘都要承受著巨大的痛苦。

有位患有慢性肺阻塞的病患，發病時年僅六、七十歲，還算年輕，但是到大醫院就診時需要依賴電動呼吸器，才能夠維持血氧濃度，有幾次血氧濃度曾低至 88，情況危急，導致他必須持續使用呼吸裝置。他接受四次幹細胞新藥的治療後，病情顯著改善許多，血氧濃度漸趨穩定，不需要在家中隨時佩戴呼吸器，也可以自行呼吸了，讓他的活動能力提升，可以外出做簡單運動，連帶提升了全身的肌耐力。

「呼吸」原本是最基本的生命本能，然而對於 COPD 患者而言，

順暢呼吸卻成了一種奢侈。幹細胞療法提供了嶄新的治療方法，進入體內促進肺部再生，修復受損的組織來達成功能性重建。

另一個急性呼吸窘迫症候群（ARDS）是一種嚴重的肺部疾病，通常由感染、創傷或其他因素引發，導致肺部發炎、液體滲出到肺泡內，使氧氣無法順利進入血液，進而引發嚴重的呼吸衰竭。ARDS患者通常需要高濃度氧氣或機械式呼吸器（如呼吸機）來維持生命，並且病情發展迅速，致死率較高。

急性缺血性腦中風（AIS）是腦部血管阻塞導致腦組織缺氧、壞死的一種腦中風類型，根據統計，約80%的腦中風屬於缺血性中風。這種情況通常是因為腦動脈被血栓（血塊）或動脈粥狀硬化阻塞，使得供應腦部的血流中斷，進而導致腦細胞受損甚至死亡。

宣捷的幹細胞新藥「UMC119-06」的適應症涵蓋了慢性阻塞性肺病（COPD）、急性呼吸窘迫症候群（ARDS）與急性缺血性腦中風（AIS），分別與臺北醫學大學與雙和醫院合作，在慢性阻塞性肺病（COPD）與急性呼吸窘迫症候群（ARDS）方面與臺北醫學大學攜手，於動物模式實驗中確知間質幹細胞能回復肺泡與微血管再生、降低發炎，並且減少肺部纖維化情形；與雙和醫院則針對急性缺血性腦中風（AIS）進行一期臨床試驗，鎖定的是以靜脈注射血栓溶解劑（rt-PA）無效的45至75歲的成人病患為主，希望能為病患者找到一線生機。

目前，宣捷開發中的六項細胞新藥，大多數已完成或即將完成第一期人體臨床試驗，並持續往第二期、第三期邁進。

雖然幹細胞新藥開發之路，與傳統藥物很不同。化學藥或大小分子等蛋白質藥物，大多數是從既有藥物中尋找更具效果、作用更強的版本，用來對抗已有對應藥物的疾病。但幹細胞新藥想治療的多半是像是新生兒支氣管肺發育不全（BPD）、各種難治性神經退化疾病、先天性疾病等至今尚無藥可醫的病症，也凸顯了幹細胞新藥的價值，是許多病患「唯一的希望」。

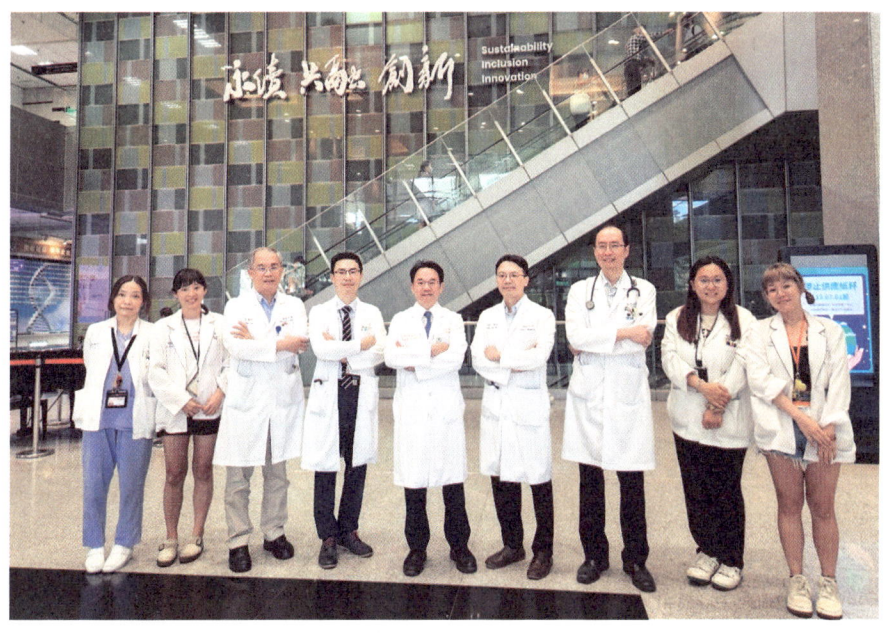

北醫／雙和醫院臨床團隊，由李岡遠副校長領軍，針對幹細胞治療肺阻塞新藥研究，已進入二期。

支持新藥開發的團隊

適應症	合作醫療單位／單位	研發重點與說明
早產兒支氣管肺發育不全症 BPD	成功大學附設醫院	運用幹細胞調節發炎反應與組織修復功能，預防及治療早產兒肺部慢性病。
急性缺血性中風 AIS	臺北醫學大學、雙和醫院	透過幹細胞修復神經組織、減少腦損傷後遺症，為腦中風患者帶來新療法可能。
慢性阻塞性肺病 COPD	雙和醫院	新藥 UMC119-06-05 已進入二期臨床，調節蛋白與減緩肺部發炎反應，改善呼吸功能。
急性呼吸窘迫症候群 ARDS	雙和醫院	幹細胞具有抗發炎與修復功能，有望改善 ARDS 患者急性肺損傷。
退化性膝關節炎 KOA	臺北醫學大學附設醫院	促進軟骨再生，減輕疼痛與改善關節活動度，提供退化性膝關節炎非手術治療選項。
老人衰弱症（老年衰弱體質症候群）FS	雙和醫院	解決高齡者肌力與體力退化問題，恢復活動能力，提升生活品質，目前處於臨床研究階段。

宣捷異體臍帶間質幹細胞新藥開發現況

研發產品	適應症	執行場所	研發	前臨床	臨床一期	臨床二期	臨床三期	新藥申請
UMC 119-01	早產兒支氣管肺發育不全症 (BPD) USFDA TFDA	成大	（臨床一期核准，收案中）					
UMC 119-06-05	慢性阻塞性肺病 (COPD) TFDA	雙和醫院 林口長庚	（臨床二期核准，收案中）					
	老人衰弱症 (FS) TFDA	北榮 台大醫院	（臨床一/二期核准，開案中）					
	新生兒缺氧缺血性腦病變 (HIE)	成大	（臨床一期預備送件）					
	兒童腦性麻痺 (CP)	北榮	（臨床一/二期預備送件）					
MSC-NTF	神經損傷	GLP試驗	（臨床前試驗準備中）					
MSC 外泌體	製程及功能驗證	宣捷幹細胞	（驗證中）					

2024年7月

COVID-19 爆發，
鬼門關前救三命

　　宣捷的幹細胞製藥研究正如火如荼地進行中。未料，2020 年 COVID-19 疫情大爆發，瞬間讓全球醫療界陷入兵荒馬亂，在疫苗尚未研發完成前，臨床醫護人員只能想盡一切辦法搶救生命。這段期間，宣捷獲衛生福利部核准，以「恩慈療法」*（係指以重症治療為目的，施予尚未經主管單位核准的療法）的方式，無償提供 100 劑宣捷開發的「間質幹細胞製劑 UMC119-06」治療重症患者。

---

* 恩慈療法係指針對國內病情危急或重大病人且目前沒有藥物或合適替代療法可救治，可由醫師申請個案使用，並交由食藥署審核。

當時，「間質幹細胞製劑UMC119-06」已通過臨床一期試驗，用於治療慢性阻塞性肺病（COPD）及急性呼吸窘迫症（ARDS），這兩種疾病原本無藥可醫，但經研究發現幹細胞能調節特定的蛋白質來減輕肺部組織的破壞、減緩發炎物質的釋放，降低發炎反應並修復受損肺泡，恢復肺部功能。宣捷在疫情初期取得美國及台灣核准，並與雙和醫院攜手進行臨床收案。

疫情嚴峻期間，搶救生命刻不容緩，專案一共收治了6位COVID-19重症病患，不過因採行較為保守的治療原則，有3位先施打，另外3位則安排兩週後再施打。經過幹細胞治療，其中率先施打的3位重症患者在入院一個月內陸續康復出院，其中一位病情雖惡化到需要用葉克膜救命，所幸還是順利救回；另外3位較晚施打的患者病況卻已轉為急重症，陸續住進加護病房，其中兩位患者仍於數日後病逝，另一位患者病情雖有好轉，但最終仍不敵病魔辭世。從上述的情況研判，越早施打幹細胞製劑治療，可以及時阻止病情的惡化，增加康復的機會。

接受過疫情震撼後的醫藥界，是否對一直備受質疑與限制的幹細胞治療，有了全新的看法與接受？沒人有定論。但顯而易見的是，緊要關頭才願意開放的幹細胞新藥治療，確實是立了大功，這更凸顯出台灣對異體細胞治療的腳步，真的是慢了世界很多步。

儘管2018年因特管法正式公布而被稱為「細胞治療元年」，但汗顏的是，台灣在再生醫療領域仍屬落後的國家，COVID-19疫情突顯了細胞治療的重要性，UMC119-06投入新冠重症患者救治，

並以其隨取即用、低抗原性的間質幹細胞新藥發揮關鍵作用，成功挽救病患的生命是鐵錚錚的事實，也為異體細胞臨床治療樹立了一個重要的示範案例。

但這樣就代表台灣的異體細胞治療從此踏上坦途？實則不然。

2023年5月16日立院進行「再生醫療雙法」三讀，再次因異體細胞治療的爭議過大，臨時喊卡！

我曾這麼形容：台灣對於細胞治療的觀念，就像19世紀人們對輸血的質疑，明明是可以救人的最佳治療，卻因無知而延緩發展。無論是高科技產業或是醫藥界，老是等新東西完全不出錯再放手去做，就好比執著於讀聖賢書，沒有創新思維與靈活的接受度，依然打造不出ChatGPT這樣的AI模型。

我以熟悉的IC產業為例，早期的IC開發中，所有元件都必須

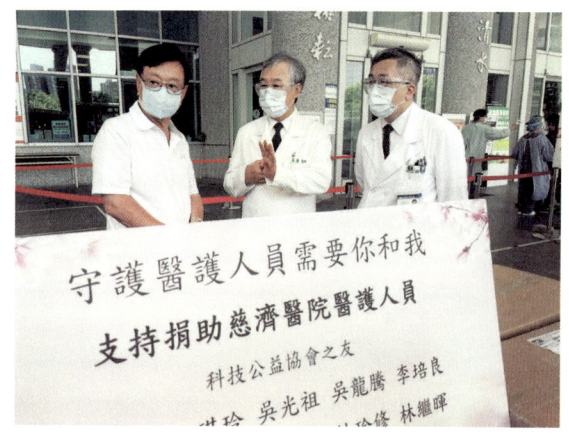

COVID-19疫情期間，宣捷協助搶救病患。

登錄於「IC Master」，並且得遵循極為嚴格的技術規範與軍規標準，每項設計都需經過繁複的驗證流程，最終才能確定規格，但因流程過於冗長，導致一顆 IC 從設計到進入市場往往已耗費多年。

隨著開放架構的興起，加上市場需求的瞬息萬變，這樣的登錄規定逐漸被打破，許多 IC 產品甚至在尚未正式問世前，就已被系統設計商納入使用計畫中，蘋果電腦就是經典案例──IC 還沒生產出來，他們就已經設計好應用架構，待 IC 一完成便立刻嵌入，突破了過去封閉保守的遊戲規則，也讓原本的規則制定者難以再掌控全局。這也證明了開放系統擁有龐大的群體智慧與彈性發展優勢，長期下來必然優於封閉系統。

我認為系統可以加速創新，有三大關鍵：第一是「個體智慧」，每位參與者是否優秀，能否投入時間與心力，才是能否推動改變的起點；第二是「群體協作」，再強的人才若無法與他合作完成任務，成果終究有限；第三是「跨域連結」，科技與產業早已不再孤立存在，跨領域整合已成為必然趨勢。舉例來說，現今全球七大半導體企業的執行長全是華人，這絕非偶然。川普曾批評台灣「偷技術」，事實上在台灣全力投入研發的同時，美國的 IBM、Intel、德州儀器等企業也埋首深耕技術，只是逐漸被台灣超越。

台灣沒有「偷東西」，是競爭對手追不上我們。

為什麼他們追不上？這印證了三大關鍵：第一，華人文化重視教育，個體素質普遍優秀；第二，台積電模式證明了工程師團隊能夠群體協作、完成複雜製程；第三，供應鏈整合、材料、設備與客

戶的跨域協作，造就了整體競爭力。

仔細分析，這三個面向不也呼應了台灣醫療產業的發展潛力。尤其是生技產業，我們必須培養優秀的研究人才、建立具默契的團隊，並串聯法規、臨床、製造與市場端，才能推動產業真正起飛。如同一支強大的籃球隊，每個教練團成員、球員都要夠強，還要有默契才能贏球。台灣醫師的專業與能力無庸置疑，長期接受嚴格訓練，實力深厚，只要他們願意與科技、管理，甚至人文社會等領域跨域合作，一定能為整體醫療產業注入強大動能，這是台灣在「個體智慧」與「群體協作」的優勢。

另外，醫療究竟能否成為成熟的產業？以美國為例，醫療支出遠遠超過國防與半導體產業，顯見醫療本身就是一個極具規模的經濟體系；同理，台灣若能善用醫療產業的優勢與潛能，將有機會成為國家未來經濟發展的核心引擎，加上台灣比起其他國家更具備發展醫療產業的絕佳條件：土地幅員小、從北到南產業鏈分布密集、溝通效率高，再加上系統驗證與市場回饋的速度夠快，都是台灣具備成為創新基地的潛力，也是台灣在「跨域連結」上的優勢。

不過，要能讓這些優勢真正發揮作用的關鍵還是在法規的開放程度。台灣在法規制定上過去往往抱著「萬事俱全再開放」的心態，這其實已是落後的觀念。如同早期半導體的發展也曾因嚴格的法規與標準而延宕腳步，如今半導體能迅速突破重圍，關鍵在於業者能直接與客戶對接，而不是只等法規完備才動作。這種「邊做邊設計」的機動策略，也正是幹細胞產業應學習之處。雖然醫學有其特殊性，

在制度與審查考量需更多，但若臨床成果與使用者需求不斷堆積，終將推動制度改革。

幹細胞治療正是如此，儘管法規尚未完備，但已逐漸累積大量正面成果，越來越多醫師與患者親身感受到療效，這正是產業發展的最大動力。台灣的醫療相關法規的立法邏輯需要轉變，讓具備潛力的創新者能夠提早跨出第一步。就像升學一樣，不可能等孩子把大學所有的課程都學會了才允許入學，只要有資格、有準備，就應該有前進的機會。

眼見歐洲、美、加、日、韓都已有異體細胞新藥上市，台灣應在守住「安全性」的前提下，由動物試驗、毒理、藥理與臨床等方法把關，讓爭議性較低的法案先通過，日後再修不合時宜的法條。真正先進的立法制度，應該是在風險可控的前提下，容許創新者先行試錯、邊做邊修，過度保守只會拖延創新成果進入市場的時機，甚至錯失產業成長的黃金期，這點在我於工研院服務時就有深刻體會。如果一個研究計畫的內容必須寫進報告、交由立法院審核，那麼研究者通常只會選自己百分之百能完成的題目，不敢挑戰未知，因循守舊的結果就是創新成果總是比別人慢一步，無法站在最前線。

終於，台灣在 2024 年 6 月 4 日三讀通過《再生醫療法》及《再生醫療製劑管理條例》規範管理，醫療界及生醫產業對雙法皆寄予厚望，運用基因、細胞及其衍生物進行治療修復等相關製劑與技術的研發，終於有了法源依據。

「再生醫療」的用詞定義並未限縮細胞來源，臨床治療運用「例

外情況」開放異體、排除異種《再生醫療法》規範的細胞來源將胎兒組織、細胞排除，但羊水、臍帶及胎盤則不受此條文限制，希望能帶動國內再生醫療科技與產業的發展，更重要的是，能提供現行醫療效果不佳的患者新選擇。

從發現胎盤中可培養擴增間質幹細胞開始，逐步累積技術，到打造媲美國際級藥廠等級的研發團隊，宣捷耗費長達 8 到 10 年終於取得成果，並透過集團內宣捷幹細胞生技與瑞印製藥兩家公司各司其職，一家專注於 GTP，一家專注於 GMP，相輔相成，確保研發與生產流程更加精確、高效。

目前宣捷手上共握有 3 種異體細胞的新藥、6 大適應症同步進行臨床試驗中，包括慢性肺阻塞（COPD）臨床 II 已展開收案、老人衰弱症（FS）臨床 I/II 在 2023 年第四季開始收案、早產兒支氣管肺發育不全（BPD）臨床 I 期試驗進行中，三大新藥人體臨床均試驗皆如火如荼展開；此外，兒童腦性麻痺（CP）、週產期缺氧窒息腦病變（HIE）及早產兒腦傷（PBI）也已完成臨床前試驗，準備提出正式臨床試驗申請。

幹細胞新藥是具修復能力的「活」藥物，同時也為新藥開發領域帶來了活水。宣捷在幹細胞開發的領域上繪出「導航路線」，準備「以大帶小」，連鎖效應就會迅速展開，如同半導體產業般，繪製幹細胞新藥開發完整且能共榮共好的系統。

PART 3

製藥開疆

有些痛，寫在基因裡，
有些傷，藏在神經深處，
每吋肌肉的伸展都像場戰役。
病患也曾如風中落葉飄蕩，靜待醫學的解答。
直到一針幹細胞注入體內，如晨曦中的露水，
悄悄滋養那塊荒蕪的心田。
將內心的無力，用醫學的努力去打敗，
讓孱弱的身軀，漸漸注入能量與活力，
那抹從地平線緩緩站起的身影，比黎明還耀眼。

讓細胞解鎖生命的重啟鍵

幹細胞的核心功能在於修復與調節,而非直接對抗疾病。它並非免疫系統的一部分,無法抵禦感染或病毒。例如在對抗 COVID-19 病毒時,幹細胞不是抗生素,無法殺滅病毒,但能抑制免疫風暴並促進受損組織修復,其作用並非「攻擊」,而是恢復與支持,幹細胞進入體內後,任務是修復病毒造成的損傷,尤其是針對器官損傷或慢性疾病,幹細胞在促進再生與恢復上展現極大的潛力,能幫助身體恢復機能。

另外,神經系統問題如中風、阿茲海默症和帕金森症,到現在都是臨床醫學界的棘手難題,尚未出現有效的治療方案,尤其從活跳跳的健康人,一夕之間因意外或疾病導致身體不良於行甚至呈現

植物人狀態的中風患者,是成為最願意接受幹細胞治療的一群人,這背後反映出中風帶給患者與家人的巨大痛苦,也凸顯臨床治療的瓶頸。

說到幹細胞治療中風患者的真實案例,便想起這位我非常尊敬、在學術領域成就斐然的長輩,在此簡稱為 C 教授。

C 教授是我在交大的恩師,年屆九旬的他,在幾年前嚴重中風,幾乎全身癱瘓,失去生活自理能力,由於年事已高,醫學上也無太多應對之策,只能臥床、採取支持療法。C 教授夫人是位溫暖知性的媒體人、主持人,多年來始終悉心照顧 C 教授,家人的照護也是康復過程中不可或缺的力量,讓 C 教授的病況穩定,但也看不到任何進步與改善的希望。

恩師中風後,進行幹細胞治療,一個月後,教授有明顯的反應與進步,而後持續經過幾次治療,雖然沒能全面恢復行動能力,但病情已有所改善。曾經是動彈不得的癱瘓病人,能進步到可以揮手向醫護人員致意,還能 high five 擊掌、與人握手較勁,對於一個高齡的嚴重中風患者來說,這樣的改變已經是奇蹟。

隨著 C 教授病況穩定好轉,親友與病友也開始好奇他進行過哪些治療,幾位病友也開始一起治療。雖然每位病友的改善程度各自不同,但他們因為看到 C 教授明顯的進步,大家一起積極治療也更有信心。

一毫米的希望，神經復甦密碼

神經是人體中最敏感的組織之一，一旦受損、斷裂，與肌肉、器官的連結一旦中斷，身體機能就面臨失能，但只要神經能成功接合，訊號便能再次流通，這就像是手機在收不到訊號時，有時候只需往前移動一步，位置改變了，連上網路的訊號就能恢復一般，手機便能重新運作。然而神經受損後因細胞死亡而失去功能，需仰賴神經纖維慢慢生長才有機會接合、恢復傳導功能，這也是為什麼有些中風患者在某天突然能動動手指、眨眨眼睛，看似奇蹟降臨，其實受損的神經長得夠長而重新接上了。

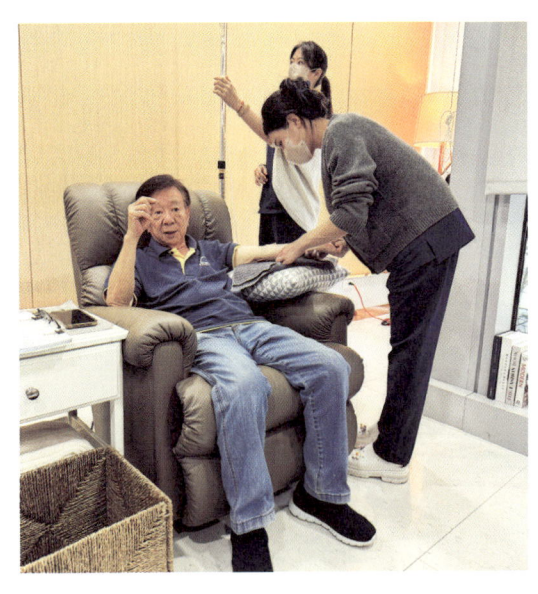

當傳統治療與復健力有未逮時，幹細胞療法便成為新希望。接受幹細胞其實就像注射葡萄糖一樣輕鬆，無需擔心或害怕。

神經細胞是人體最長的細胞之一,再生速度極為緩慢,平均每日僅約 1 毫米,若是神經支配的肌肉長時間處於去神經化狀態,容易出現萎縮現象,進一步導致神經與肌肉交界處(神經肌肉接點)發生末梢退化,進而影響神經再生與功能重建的效果,因此臨床上嚴重的神經損傷,修復成效往往有限,治療和復健必須具備極大的耐心。

另外,神經無法接合有時不只是因為本身受損,還與周圍組織的腫脹有關。例如腦中風患者最重要的急救措施之一,就是盡快移除血栓等阻塞物,避免因血塊堆積造成腦組織更嚴重的破壞;至於無法立即取出的組織就必須靠身體自行吸收化解了,倘若腫脹或阻塞的組織沒有處理好,就會妨礙神經的重新接合。

正因如此,面對神經這類再生極為緩慢,卻對身體功能與生活品質有深遠影響的損傷,當傳統治療與復健往往力有未逮時,幹細胞療法便成為一項備受矚目的新希望,透過取材自臍帶胎盤的間質幹細胞所具備的再生與修復潛力,有機會促進神經纖維的生長,加速接合過程,改善功能重建的效率。

重啟人生步伐,為受困身體找回自主權

我曾在候機室巧遇一位身份特殊的人士,因為中風而淡出原本活躍的工作領域,雖然我曾在新聞中得知他身體出狀況,但因為沒有私交,就沒有機會與他聯繫。

生病時,能否找到合適的醫師、適合的治療,有時確實需要「醫緣」。許多人或許苦於無藥可醫,只能在病痛中徬徨。然而,當命運之門悄然開啟,關鍵的機會便可能隨之降臨,引路人的出現或許就能帶來轉機,指引通往健康的道路。

那次在候機室遇到他,氣色雖然不算差,也能自在行走,但他有半邊身體無法自主控制,幾乎得用「甩」的方式才能往前移動,加上長期缺乏運動的身體,讓他的臀部肌肉已經流失,整個人看起來格外瘦弱。

等待轉機時,我們終於有機會並肩坐著,聊起幹細胞治療,他抱著姑且一試的心態進行了幾次療程。雖然已經中風多年、早已錯失黃金治療期,但經過治療後,他的活動能力明顯改善,本來得用「甩」才能移動的半邊身體,漸漸得以控制,進步到可以拄著拐杖自行扶牆爬樓梯,下肢也能夠保持平衡了。行動能力提升後,就可以經常外出,鍛鍊肌肉,這樣的良性循環讓身體能逐漸朝著康復的方向發展。

錯過黃金期──幹細胞給第二次機會

傳統的中風治療從急性期的血栓清除、藥物控制到進入穩定期後的復健,雖然能在一定程度上幫助患者,但當黃金修復期一過,治療方法便顯得捉襟見肘。傳統藥物治療神經損傷的效果有限,因為神經細胞損傷後自我修復能力極低,尤其是中樞神經系統(如大

腦與脊髓）中的神經元再生程度有限，臨床上除了日復一日的復健也別無他法，因此，當幹細胞療法這類具備神經修復潛力的新技術出現時，對中風患者是一線希望。

有一位年僅四十多歲的牙醫師，家族有高血壓病史，長期服用降血壓藥物。因為還年輕，體態也維持得很不錯，即便有高血壓隱憂但也不太放在心上，直到某一天在如廁時引發腦中風，人雖然救回來，但從此必須拄著拐杖才能步行，也不能再幫人治牙。原本是經濟支柱的他病倒了，全家都陷入愁雲慘霧之中，不過身為醫生的他對幹細胞治療有一點概念，也不排斥，在黃金期即採用幹細胞治療，加速了神經的修復，第一次使用就感覺良好，經過幾次療程之後，不需要拐杖也能行走，逐漸重拾健康。

近期也有位台南消防員的案例。這名消防員在執勤時中風了，四十多歲的他正值壯年，加上身為警消人員對醫療救護有一定程度的了解，雖然第一時間到大醫院進行開顱手術，但搶救回來的他病況與植物人無異，每天都待在護理之家。家屬輾轉聯繫，進行兩次幹細胞治療後，病況出現好轉，從植物人狀態逐漸恢復到可以緩慢抬起手，後來甚至可以和兒子擊拳！對家人來說真的是莫大鼓舞。持續治療下，現在的他每個月都能從護理之家請假回家，享受家庭的溫暖，也期待幹細胞治療可以持續給他進步的力量。

上述案例都是在黃金期就迅速決定使用幹細胞治療的患者，獲得較好的預後及生活品質。

根據宣捷第一線團隊統計，突然中風的病人的配合度很高，初

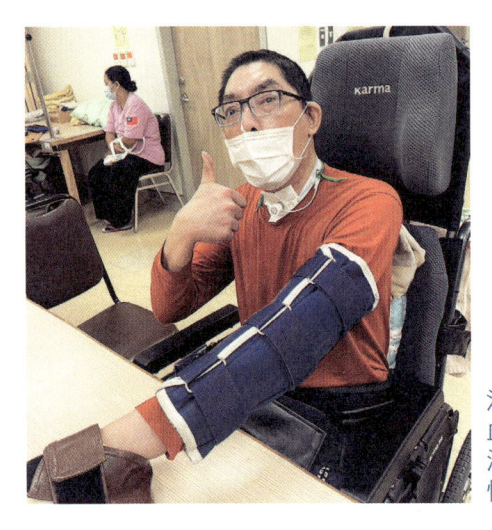

消防員盧先生因腦溢血癱瘓，透過幹細胞治療與積極的復健，情況大為改善。

期都會聽從醫師指示積極治療，經歷了一年以上的艱苦復健與頻繁回診，也許初期身體狀況有改善，但黃金復原期一過，神經生長進入瓶頸期，病情就不再出現好轉，這時醫學上也沒有更新的治療方法，這個階段病人才會起心動念、嘗試幹細胞治療，有些醫師也才會提供其他「非正規」的治療建議，畢竟對現今醫學界而言，所有的藥物與療法的研發都基於「兩害相權，則取其輕」，對身體都是有利也有弊；然而無須配對、人體不會產生排斥作用的間質幹細胞治療無法大刀闊斧的推行，仍需遭遇層層考驗與質疑。

拿心理排斥的想法來排斥對自己有利的東西，我認為，是不智也完全沒有必要的。

對於因為中風導致肢體無法隨心所欲控制的人而言，幹細胞治

療不是要你的身體恢復到跟新的一樣，雖然看起來只有一點點的改變，但是給予身體充滿活性的幹細胞，能讓細胞主動修復神經受損區域。對於腦損傷、脊髓損傷等重症的患者來說，幹細胞治療如同為健康「助跑」，有時候就因為僅多了這一點改變，就有了走出瓶頸的力量。

也許患者在接受幹細胞治療後還不能馬上恢復正常生活，但能從長期躺著變為坐起來、從坐著變成能扶著物品站立、手臂能拾物、能書寫……這些改變都讓病人重獲部分生活能力、補足對抗病痛的勇氣，為現行治療無效的病人帶來希望。

為被禁錮的生命點燃希望之光

除了中風患者需要幫助，重度腦性麻痺兒的家庭更渴望醫學奇蹟的降臨。眼看著歷經十月懷胎所誕下的孩子，卻終身受困於無法自理的身體，舉步維艱，未來的人生路充滿陰霾，真的是一件十分痛心的事。

前面曾提及重度腦性麻痺兒童小宥及小妞，她們在曾遠赴中國接受胚胎幹細胞治療，小宥終於擺脫了終生癱坐輪椅的命運；隨著身體逐漸恢復自主權，她不僅能夠求學並接受正規教育，甚至成功考取研究所，開啟了一段充滿希望與光彩的人生。

小宥與小妞施打的是胚胎幹細胞，療效雖然顯著，但受限於法規，並非人人都能接受這種治療。那麼，對於接受間質幹細胞治療

的其他患者，效果又如何呢？是否也能找回人生的主導權？

小智是一個罹患先天性基因疾病裘馨氏肌肉失養症（Duchenne muscular dystrophy，DMD）的男孩。裘馨氏肌肉失養症是一種遺傳性的肌肉退化性疾病，屬於肌肉萎縮症的一種，病因是負責製造抗肌萎縮蛋白的基因突變所引起的疾病，好發於男童，病人因為缺乏抗肌萎縮蛋白，肌肉細胞逐漸受損並退化，導致進行性肌肉無力與萎縮。

小智因為無法產生肌肉蛋白，全身肌肉無力，他幾乎無法站立，只能夠在癱軟在地上，吃力地爬行。像這樣「寫在基因裡的病」，跟腦性麻痺的病因有著很大的不同，幹細胞治療能夠改變小智的命運嗎？

小智接受了間質幹細胞治療後，在一、兩個星期內，原本無力的身體逐漸能扶著物體站起來，還能緩步行走，可以說是以突飛猛進的速度復原著，也讓研究團隊充滿好奇。專業人士原本以為，幹細胞對先天性基因疾病的治療效果可能不會比神經損傷好，但小智的案例改變了研究團隊的想法。幹細胞雖無法讓裘馨氏肌肉失養症徹底「消失」、把缺陷的基因補回來，但是透過注入健康的間質幹細胞，可以協助生成由於基因缺陷而無法自行製造特定的肌肉蛋白，讓肌肉獲得所需的營養，就能恢復功能

幹細胞治療雖然能為小智的病況帶來顯著的改善，但是這種效果並非永久，會隨著注射的間質幹細胞逐漸代謝，治療效果逐步減弱，因此需要持續補充，這不僅需要穩定的醫療資源，更需要足夠

的財力支持，才能讓患者長期維持治療，維護身體機能的正常運作。

　　然而，高昂的治療費用成為許多患者無法跨越的門檻，病患及家屬明知幹細胞治療能改善病況，卻因經濟負擔過重而不得不放棄，繼續選擇忍受肢體的不便。這種無奈與掙扎，比起無藥可醫更讓人心痛。

　　當疾病扭曲了生命的軌跡，幹細胞治療宛如一道微光，穿透無望的黑暗，為患者帶來新的希望。未來，這項療法能否持續發展，突破技術與臨床應用的限制，變成讓更多人受惠的救命療法，仍面臨重重挑戰。

培養皿裡的意外驚喜

　　幹細胞治療確實能為飽受痼疾折磨的患者帶來一線曙光,然而高昂的治療成本卻是一堵很難跨越的高牆,讓許多患者卻步,看見了希望卻遙不可及,反而成了一種無奈的折磨。

　　我們認為真正的良藥,應該是人人負擔得起的救贖,而非只能擺在聖殿之上的寶物,成為少數人的奢侈享受,若是醫療創新無法擴展至更廣大的群體,其對醫療環境的改善將極為有限,甚至徒留空談。

　　最近備受討論的外泌體(Exosomes),似乎有潛力成為細胞醫療普及的新契機。

　　外泌體是一種雙層脂質小囊泡,在擴增幹細胞的過程中會出現

的「產物」。簡單來說，就是細胞的「傳令兵」，由細胞釋放外泌體囊泡，裡頭充滿核酸、蛋白質、醣類與脂質等等物質，在細胞間遊走，「快遞」訊息給其他細胞，幫助調節免疫反應、修復組織，因此外泌體在再生醫學和疾病治療中受到越來越多的關注。

那麼，外泌體在細胞之間「說」了些什麼，格外重要。

外泌體傳遞出去的訊息，好比人類的言語，有正反兩面的影響，像是來自於老化細胞的外泌體傳來傳去，會加速其他細胞的老化；相反的，年輕細胞的外泌體加入陣容後，就能讓原本逐漸老化的細胞，接收到年輕的訊息而變得有活力。值得注意的是，如果是癌細胞產生的外泌體，傳遞出的訊息有可能傳遞「壞話」，把原本好的細胞帶壞。

這就是外泌體的來源如此重要的原因了，必須來自於年輕且充滿活力的幹細胞，才能帶來正面效應。

宣捷的外泌體來源是從胎盤臍帶中，取得最年輕的間質幹細胞再加以擴增，因此所取得的外泌體也最有活力與元氣。

團隊埋首研究幹細胞，差點錯過培養皿裡的寶

宣捷研發團隊曾與我分享，2011 年投入幹細胞製藥的研發時，研究人員就已知在擴增間質幹細胞的過程中，細胞會釋放一些物質，不過尚未清楚這些物質發揮哪些作用、功能，也還沒有系統性地將之歸類。隨著研究的深入，研究團隊逐漸發現，外泌體在細胞之間

的傳遞中扮演重要角色，直到市場上有人試圖將外泌體用於醫美領域，宣捷的研究團隊才注意到外泌體的應用潛力。

外泌體近幾年才成為大熱門，發展初期，有些生技公司多半把富含外泌體的細胞培養液製作成保養品直接塗抹，觀念類似胎盤精華液的概念，藉此改善肌膚狀態。然而隨著研究的深入，研究團隊發現外泌體的功能絕對不只於此，只要來源純正、確認生物活性物質並加以純化，是大有可為的，甚至可能是具發展潛力的細胞治療新選擇。

外泌體的應用近年來發展迅速，崛起的關鍵原因不外乎是因為外泌體為幹細胞擴增過程的產物，數量龐大，取得成本相對較低，就能使終端價格更為親民。相較於費用高昂的幹細胞治療，外泌體更容易進入市場，立刻被醫學美容領域視為抗衰老回春的「新商機」，幫助改善皮膚、皺紋等問題。不過，外泌體的作用機轉不像施打玻尿酸、膠原蛋白那樣立竿見影，而是需要時間慢慢發揮效果。

為了確知外泌體的效果，有位深受雄性禿困擾的患者，自願親身用「頭頂」來試驗，將外泌體直接注射於頭皮，在 10 元硬幣大小的範圍內注射 0.1ml，並拍照記錄，大約一個月後就已看出效果，注射部位確實有毛髮長出，這對雄性禿的治療來說是不小的突破，但他也坦言，注射於頭皮疼痛難耐，加上一個月之後外泌體漸漸代謝，除非繼續給予外泌體，否則毛髮很難「留住」，因為雄性禿背後的內分泌因素，依然持續影響毛囊健康，外泌體僅能暫時促進毛髮生長，所以一停止治療頭髮就會再次脫落。

儘管如此，從這些初步成果中仍可看出外泌體在毛囊修復上的潛力。在後期的研究中，更進一步嘗試以俗稱「頭皮槍」將外泌體以更大面積、精準地打入頭皮，觀察其對毛囊生長的影響。從實際照片來看，第一次治療後，不到一個月頭頂已有明顯變化，一週後長出更多新生髮，成果令人驚豔。

雄性禿不是「頭皮營養不良」或「頭皮髒」造成的，而是內分泌與遺傳雙重作用下，毛囊逐漸萎縮與死亡，導致頭髮越來越少、越來越細，最後長不出頭髮。對於雄性禿患者來說，重新長出頭髮是件極具挑戰的事，而此次實驗則讓人重新燃起希望。

或許，失去頭髮並不是會危及健康的重大疾病，但在心理層面的打擊卻往往被低估。禿髮問題導致的自信心受損，引發焦慮、憂鬱、社交恐懼等問題不可輕忽。另外，還有一位因接種 COVID-19 疫苗後出現嚴重脫髮的年輕男性，透過外泌體治療讓他恢復濃密的髮量，重拾自信與帥氣的外表，走出脫髮帶來的陰影。

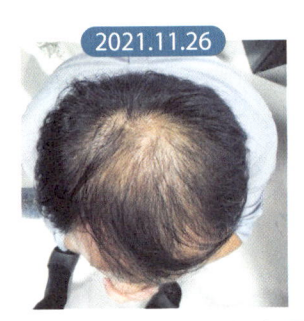

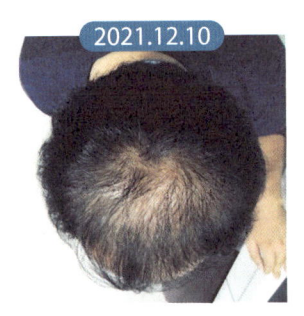

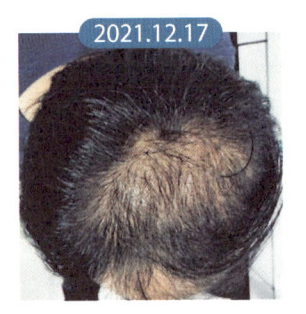

毛髮再生案例，不到一個月很快就見效。

疫後「禿」然大悟，外泌體喚醒生命之根

這名年輕人是在接種 COVID-19 疫苗後，開始出現異常嚴重的脫髮，洗頭時頭髮一束束脫落，沒幾天就掉光了，外表看起來就像是接受化療的癌症病患。不正常的脫髮為他帶來極大的困擾，讓他足不出戶，不想見人，自信心嚴重受到打擊。經過多次外泌體療程之後，他的頭髮漸漸長回來，恢復到注射疫苗前的樣貌。

年輕人的康復也讓相關研究人員更為振奮，試圖分析出，像年輕人這樣的脫髮問題，是因為「疫苗」改變了體內的微環境，導致大量毛囊死去造成脫髮，但微環境到底改變了什麼？從傳統醫學上根本找不出問題，只能等身體自己「調適」，修復被疫苗打亂的免疫系統。

年輕人的狀況不是簡單的植髮就能解決的，若是免疫系統沒有復原，即使做了植髮，頭髮依然會因免疫問題再次脫落。運用外泌體等於是幫年輕人調整了「失序」的免疫系統，回到打疫苗之前的正常狀態，並不是進行移植毛囊、養髮這類「治標不治本」的治療，而是透過外泌體喚醒有點「短路」的免疫系統。像這樣的脫髮問題，根本不是簡單的植髮能解決的。若是免疫系統出了問題，即使做了植髮，頭髮依然會因免疫問題再次脫落。這次的治療等於是幫他重置了免疫系統，把他帶回到打疫苗之前的狀態。

以年輕人的例子為例，無論是做植髮還是用幹細胞治療，費用都很驚人，失去頭髮雖然嚴重影響外觀，但比起肢體殘缺或更嚴重的疾病，已經是不幸中的大幸。所幸，外泌體的成本相對親民，每

次療程約新台幣 2 至 3 萬元，是他可以負擔的範圍，透過外泌體讓身體快速回復正常，也讓他重拾笑顏。

紅到日本的台灣外泌體

從外觀重建到身體修復，外泌體所展現出的潛力遠不止於此。在臨床經驗逐步累積的同時，台灣外泌體的品質與效果，也已悄悄引起國際醫療界的關注。

2025 年初，朋友五十多歲的姪兒在日本滑雪時不慎發生意外，造成脊椎受傷與骨裂，傷勢嚴重到無法搭機返台，必須留在當地接受治療。他在當地醫療機構住院一段時間，康復進度卻相當緩慢，

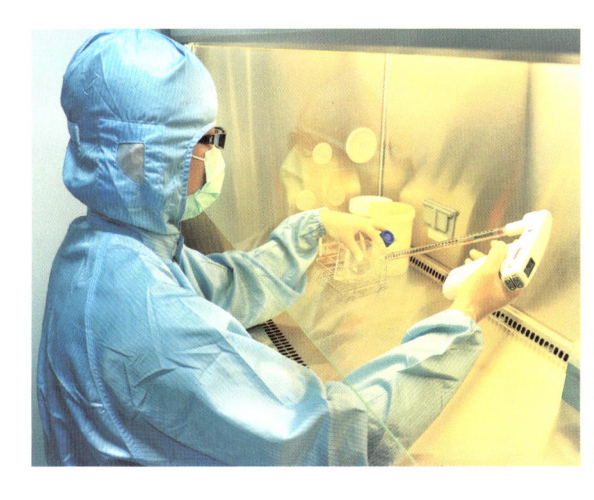

只要外泌體來源純正、確認生物活性物質並加以純化，是極具發展潛力的細胞治療新選擇。

讓家人相當焦急。經過家人與醫師多方評估,決定嘗試細胞相關療法。日本當地醫師主動向家屬建議,可以使用台灣生產的外泌體來治療。

緊急安排下,外泌體迅速運抵日本,施打幾次後,效果立竿見影,不久他便恢復到可以搭機返台的狀態,得以回國繼續治療。在日本住院了 70 天的他,返台後持續施打外泌體,恢復進展良好,不久便能出席財經聚會,身體狀況大有起色。這次事件讓人更加體認到,台灣醫療產品在國際間已逐漸贏得認可與信任。對一向以嚴謹細膩著稱的日本人而言,醫療領域更是絕不容許絲毫馬虎,因此對外泌體的品質與來源格外重視。

這些真實的故事,本身就是對細胞治療效果最有力的證明,無需用冰冷的醫學術語來佐證,就讓人看見治療帶來的實際改變,也增加第一線的研發人員的信念,體會到這份工作背後的價值與意義,已超越科研任務的成就感,而是真正能改變生命、影響人類未來的志業。

讓外泌體發揚光大

細胞治療長期以來被視為尖端醫療技術,昂貴的費用讓許多人望之卻步,在推廣上面臨極大的挑戰。然而外泌體的出現為細胞治療的普及帶來轉機。

若說幹細胞療法的預算等同一趟橫跨歐亞的壯遊,那麼外泌體

治療則較像是一趟週末輕旅行。這是因為外泌體的原料成本相對低廉，使得治療價格更為親民，才能讓更多人有機會實際體驗細胞療法的效果，也降低了民眾的心理門檻，進一步消除了陌生與質疑。隨著大眾逐漸建立信任並親身感受到療效時，也能帶動如發展更成熟的幹細胞治療，或是使用機會更多的免疫細胞儲存等新型醫療技術的普及與應用，而不再只是少數人用得起的尖端醫學。

身為生技醫療的一分子，我們正積極推動新時代的來臨，透過標準化與規模化製劑，大幅降低成本，讓幹細胞與免疫療法不再是有錢人的專利，實現普惠全民的願景，讓免疫療法能像所有便捷的3C科技產品般成為人人能擁有的生活必需品，只要有需求就能即早使用、及早受益。

細胞治療裡的
「福特汽車」

在外泌體越來越廣為人知後,最常聽到的問題就是:幹細胞跟外泌體誰比較「厲害」?

我認為在科學的世界裡,發現本質比表面的較量更為重要。幹細胞如同智慧中樞,決定著修復的方向,而外泌體則是它釋放的生物訊息,幫幹細胞傳遞指令、精確執行。

舉例來說,醫界認為幹細胞在體內只能活 28 天,其實幹細胞進入體內後,會轉化為身體所需的細胞(如脂肪、皮膚等),並以新角色繼續生命週期;加上幹細胞會釋放外泌體等傳遞訊息的細胞因子,持續讓體內環境活化。因此幹細胞治療的重點不在幹細胞能存活多久,而是進入體內後能否產生長遠、持續的影響,而我們目前

的研究與臨床經驗已證實，幹細胞不僅是短效刺激，更能參與長期修復與重建。

當體內打入幹細胞，這段時間內幹細胞會根據身體狀況，持續分泌不同的外泌體來幫助調節和修復，換言之，外泌體是幹細胞的產物，幹細胞才是持續提供修復力的關鍵。

外泌體像是文宣政戰快遞啦啦隊，擔負著傳遞訊息、促進溝通與活絡體系的任務，協助細胞之間建立協調、減少摩擦，如同暗中支援的情報網絡，維繫整體身體的穩定運作。若將幹細胞比喻為獵人，外泌體便是獵人肩上的鷹——靈敏、迅捷，能夠預警敵情、標記目標，為後續的行動鋪路，無聲中牽動全局。

究竟是幹細胞主導修復，還是外泌體發揮核心作用？我想科學是沒有標準答案的，端看應用者如何讓兩者如何交織，為生命找回自我修復的潛能。

既然如此，外泌體的存在價值是什麼？

「科技應該是為了所有人，而非少數人的特權。」大半生都投入半導體產業的我，對這句話最有感覺。創新的科技若無法普及，終究只是少數人的福利，而非全人類的福祉，這句話套用在醫療領域更加值得深思。

如果科技的發展無法減輕人的痛苦，而只是加深醫療與財富的鴻溝，那麼它是否真正實現了「進步」？

醫療科技的進步，不應該只是讓有能力、有資源者享有更多選擇，而應該是能讓所有人，尤其是那些因為疾病導致家庭陷入困境

的人們，再次擁有希望，不必在「治療」與「傾家蕩產」之間掙扎，不必因經濟壓力而被迫放棄本該擁有的救治機會。

以知名的福特汽車為例，在 20 世紀初，汽車本來是富裕人家才能擁有的奢侈品，亨利・福特（Henry Ford）創辦的福特汽車，用創新的生產方式，徹底顛覆了汽車工業的生產模式。1908 年，福特推出了劃時代的 T 型車（Model T）。這款車設計簡單、耐用，特別適合當時尚未完善的美國公路環境，重點是 T 型車價格十分親民，當時一輛汽車大多需要數千美元，剛推出時 T 型車僅需 850 美元，後來價格更降至 290 美元，讓更多美國家庭有能力購買。

福特是怎麼做到的？首先，福特將每輛 T 型車的零件統一化，並在 1913 年工廠導入現代化流水線生產模式，讓組裝時間從 12 小時縮短至 90 分鐘，大幅降低成本並提升產量，也讓維修與更換更便利；其次，為了吸引人才留住技術，率先實行每日 5 美元的高薪制度，遠高於當時的平均薪資。透過一連串革命性的突破，建構起叱吒風雲的福特汽車帝國，更改變了全球汽車工業的發展方向，把汽車這少數人專屬的奢華享受，變成人人可擁有的交通工具。

同樣的，被視為前衛高端的細胞療法與再生醫療也是如此。當某項治療突破艱難的前期研發、越過重重技術關卡，終於有明確的療效，卻因為必須攤提高昂的研發費用，使得大多數人看得到卻用不起，給人看見希望，卻因為現實問題而一再失望，比疾病本身帶來的折磨更為殘酷。

我常常在想，**最昂貴的不是醫療，而是得不到醫療**，健康不該

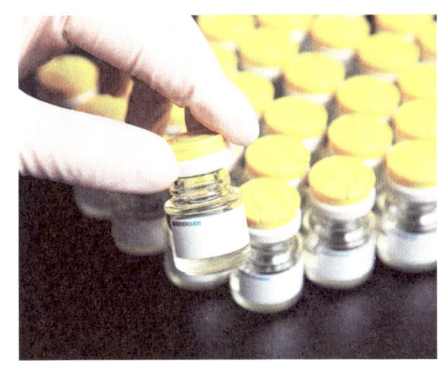

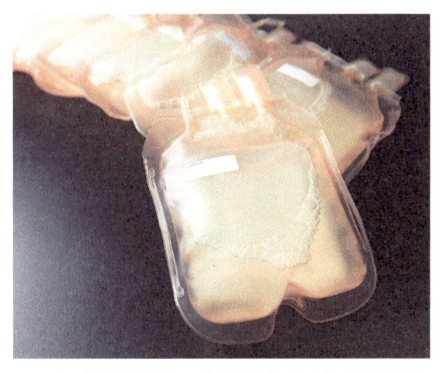

健康不該是市場競逐的奢侈品，而應是人人可及的基本權利。我期許細胞治療與再生醫學將越來越普及，成為人人都負擔得起的醫療。

是市場競逐的奢侈品，而應是人人可及的基本權利。如果最有效的醫療只是屬於少數人，那麼人類的進步還稱得上是向前嗎？抑或是停留在金錢築起的高牆內？

如前篇所述，外泌體廣受醫美領域關注，也在生髮領域上大放異彩，但讓我期待的是，除了在非關生死的應用方興未艾，它還能發揮更深遠的價值，為更多人帶來真正的改變與希望。

人人用得起的願望──讓腦傷孩童負擔得起

2023 年，臺北醫學大學附設醫院轉介一位腦傷病童，是個國小四年級的小恩，他在學校體育課時跌倒，頭部撞到 PU 材質的跑道。

原本不以為意的小傷，但小恩回去上課後，老師發現他表現出

現異常，問他「叫什麼名字」這類簡單的問題，他居然答不出來。老師驚覺不對勁，趕緊帶到保健室，同時通知家人。媽媽趕來後，小恩開始嘔吐，緊急轉送到林口長庚動腦部手術，雖然救回一命，但健康活潑的小男孩從此成為癱坐在輪椅上的病人，禁錮在只能輕微擺動手指頭的身體裡。

任誰都料想不到，只是撞到 PU 跑道，怎麼會造成這麼嚴重的腦傷？

臨床治療團隊第一次見到小恩時，媽媽推著他進診間時，插著鼻胃管的他，用只能稍微擺動的手，吃力地比出中指，一旁的醫護人員怕媽媽尷尬，趕緊說小恩應該不是故意的，也許是因為只有那根手指能動。然而小恩媽媽卻感傷地說，這可能是小恩真實的心聲，他憎恨老天，為什麼要對他這麼殘忍，所以竭盡所能想要宣洩內心深處的憤怒。

在臨床團隊的安排下，小恩開始進行治療。重症的他，需要長期使用讓身體隨時充滿可以修復神經的幹細胞，然而幹細胞治療價格過高，動輒新台幣百萬起跳的幹細胞療程，被歸類於金字塔頂端人士才能使用，即便費用降到了一針二、三十萬，但對於一年可能需要打兩到四次的患者而言，仍是不小的負擔。

幾經考量，小恩家屬決定試試一針約為新台幣 2、3 萬的外泌體，調理體內小宇宙。迄今已使用過十多次的外泌體，到了 2024 年初，他已經可以拔掉鼻胃管、吃一些軟質的食物了，過去連語言能力都受損的他，已經可以叫出醫護人員的名字，左手的活動力越來越好，

醫院護理師會刻意請小恩幫忙做些像是整理文件、抽血試管依顏色分類等簡單工作，他總是做得很開心，在肌肉協調與精細動作上的進步也越來越明顯，這些小小的改變都讓小恩感覺到，自己的人生還是有很多可能性。

另一個孩子小平，和小恩是同一位主治醫師，也是一起復健的病友，看見小恩病情有所改善，決定也來試試。比小恩小一歲的小平，是在公園騎腳踏車撞傷後腦，他的病況更嚴峻，肢體完全無法跟外界互動，只能用眼睛表達，像是詢問他肚子餓不餓？如果餓了就看向左邊，僅能這樣的方式溝通。

小平參與了 3 到 4 次療程後，明顯感覺到進步，不但眼神較為聚焦，也能表達想法，看得出喜怒哀樂，也能與家人有所互動，甚至也進步到能拔掉鼻胃管的階段。

希望，從不因等待而消逝

小恩與小平本該擁有無憂無慮的童年，卻因突如其來的意外，讓彩色的世界蒙上沉重的陰影，家人也陷入無盡的憂傷。幹細胞治療或許擁有改善病況、修復神經的潛力，卻因高昂的成本，使希望變成只能遙望的奢侈品。

所幸應用外泌體加以調理，加上兩位年輕小患者的身體有著強大的復原能力，一切仍然充滿可能，別忘了醫學的進步不只是技術的發展，更多是時間的累積。

也許不久的將來，細胞治療與再生醫學普及，小恩與小平將能擺脫疾病的桎梏，在陽光下恣意奔跑，笑容如昔，我相信這一刻所有的等待，都將化作最溫暖的答案。

外泌體的力量，
必須源於純粹

1998 年，電影《心靈點滴》（*Patch Adams*）上映，由羅賓‧威廉斯（Robin Williams）飾演美國知名的小丑醫師派奇‧亞當斯（Patch Adams），他致力於以幽默與關懷讓醫療更加人性化。片中小丑醫師說過一句話：

你治癒一個人的疾病，或者你治癒一個人？

（You treat a disease, you win, you lose. You treat a person, I guarantee you, you'll win, no matter what the outcome.）

我認為強調以病人為中心的醫療理念，而不只是關注疾病本身

的理念，跟未來醫學發展的觀念十分契合。

21世紀的醫療已經走向細胞治療，在疾病造成危害甚至在真正發生之前，就介入並杜絕疾病的發生，這時治癒的可能不是疾病，而是一個人的人生，甚至是一個人背後的家庭。

這跟我們長久以來追尋的理念是一致的，只是這樣的理念，必須有機會普及大眾，才能實現。

近年來，外泌體已成為醫學界熱烈討論的話題，被視為再生醫學的重要突破，對於無法負擔高額幹細胞療法的人而言，外泌體就像是上帝賜予的另一份禮物，讓更多人能夠透過幹細胞增生時的衍生物，啟動身體的修復機制，提升健康狀態。

然而，對於2011年便投入幹細胞研發領域的宣捷來說，外泌體的價值不僅是市場上新興的熱門話題型商品，更是一項需要從純度、效度與普及性來審視的技術，必須確保外泌體的品質與功效，同時提升大眾的接受度，才是推動這項療法的關鍵課題。

醫學不是商業，應剝去華麗的術語

醫學不應該被過度包裝成充滿商業術語的產業，而是應該回歸最根本的價值，誠實面對科學，真誠造福病患。在探討新興療法時，與其以華麗詞藻強調技術優勢，更重要的是清楚說明其真實效果、可行性以及如何實際幫助更多人。

受限於法規，目前許多外泌體產品選擇以非人源外泌體製作成

保養品,甚至宣稱產品含有數百億甚至數兆顆外泌體,過度強調數量會造成誤導,如同益生菌市場常以「菌數」作為主要訴求,卻忽略了說明菌種的定殖率、活性等與健康效益相關的數字公布,淪為一種行銷話術。

外泌體技術不應落入同樣的迷思,不該單純以「數量」作為產品優勢,而應該回歸品質與功效。像是製作成外用保養品的非人源外泌體,是來自何種動物?若是用於人體注射,則應該要優先選擇人類來源的外泌體,最好的就是來自於胎盤間質幹細胞分泌出的外泌體。

然而,即便確定外泌體來自人類的間質幹細胞,還需考量幹細胞的擴增與儲存環境是否合於法規。畢竟,人體內的每種細胞都會分泌外泌體,包括腫瘤細胞也是,若來源不夠純淨便可能帶來潛在風險。

舉例來說,有些細胞治療強調由自體脂肪提取幹細胞,由於細胞來源是自己的細胞,來源看似安全,但若是體內有基因突變或健康隱憂卻不自知,經過培養、擴增再提取外泌體回輸體內,可能無意間放大潛在風險,甚至加速病變的發生,這都是必須讓大眾知道的科普資訊。

因此,外泌體必須是來自於經過層層篩檢才得以儲存的胎盤間質幹細胞,才能確保幹細胞的純淨與安全性,所以重點不在於濃度或數量,而是品質與生物活性。

市場競爭與未來展望

　　事實證明，許多曾嘗試其他品牌的使用者，最終仍選擇回到來源純粹的產品，因為效果才是最直接的證明。目前，外泌體療程仍屬於低調發展的領域，業界競爭激烈，市場透明度仍有待提升。然而，醫學必須堅持品質至上，確保每一批外泌體產品都經得起時間與臨床驗證的考驗。

　　隨著醫學技術的進步，外泌體應用或許將有更多的可能性。外泌體注射的概念類似打營養素，當身體因老化或受傷導致細胞分泌的外泌體減少時，適時補充來自於間質幹細胞的高品質外泌體，能加速身體的修復進程，維持健康狀態。這種方法並非強行改變人體機制，而是透過補充體內原本存在的生物因子，協助身體恢復最佳運作能力。

　　然而，儘管外泌體應用展現出極高的潛力，效果仍可能因個人體質、年齡與健康狀況而有所差異，例如，對於某些神經退化性疾病患者而言，療效或許較為有限。隨著科學研究的持續推進，未來外泌體的應用將更加精準，為再生醫學開拓更廣闊的可能性。

PART 4

生技探索

人們總在乎生命的盡頭是幾年？
卻忘了去想，這一生活得是否精彩？
數字會老，心若年輕，一歲也是春天。
不是時間撐起人們的生命，
而是那口氣、那個笑，
還能走、還能說「我想去看看」的動力。
長命百歲，不如精彩每一歲。

上年紀，身體不「生疾」要「升級」

「健康老化（Healthy Aging）」的概念首次出現，是在 1961 年《老年學家》（*The Gerontologist*）期刊，由教育學家羅伯特・詹姆士・哈文赫斯特（Robert James Havighurst）提出。他認為老年人若能持續參與社交活動、保持身心靈活躍，能有效延緩老化並提高生活品質，這與世界衛生組織所的定義的健康老化指的是「發展並維持生活機能（Functional Ability）」，確保個體在「年老後仍能保持獨立自主，並擁有參與社會」的定義一致。

另外，史丹佛大學醫學院學者詹姆士・弗萊斯（James Fries）則在 1980 年代提出「疾病壓縮理論（Compression of Morbidity）」，他認為只要透過健康管理與良好生活習慣、延後重大疾病的發生，

便能縮短生命末期的臥床時間，讓老化的過程變得更有品質。

過去，行政與立法機關在探討台灣因應高齡社會挑戰的相關配套措施時，許多政策重點都放在長期照護與社會福利，畢竟隨著人口老化，老年病患的數量預計將逐年攀升，如何建立完善的照護體系，確保高齡者能夠獲得適當的醫療與生活支持，是社會責無旁貸的責任。

然而，若政策與社會資源只集中在長照與病後的醫療照護，而未積極從預防醫學與健康管理的角度來降低老化帶來的醫療負擔，那麼高齡社會的問題恐怕會越來越嚴峻。

「超高齡社會」不應該只是一場醫療與照護體系的壓力測試，應該成為全民共同參與的健康革命。在面對高齡化社會時，許多先進國家已開始從「治療模式」轉向「預防模式」，並透過科技與政策改革，幫助民眾從年輕時就開始健康管理，減少未來醫療與長照需求。

長命百歲，還是精彩每一歲？

另外，根據 2023 年衛福部的統計資料，台灣國民的平均壽命為 80 歲。每當看見與平均壽命有關的統計數字我總會想，無論是 80 歲、90 歲甚至 100 歲，這些數字背後的意義究竟代表什麼？活得越長就真的是好事嗎？

我認為，年齡可以從兩個角度來看；一個是「從出生到現在」

活了多少歲數，另一個則是「從現在到往生」還剩多少時間。過去的日子無法改變，再怎麼回顧與計算都只是數字，所以真正重要的不是已經活了多久，而是之後的日子怎麼活，接下來的時光選擇以什麼樣的態度和品質度過。

在我的腦中真正稱得上「健康延年」的美好藍圖，是人人都能享受到醫學進步帶來的照顧、奠定健康的基礎，可以隨心所欲地活到最後那天，而不是用最先進的醫療技術或維生系統，讓人躺在病床上一天過一天，也許從數字上來看，這個人是活到耆壽之年，但

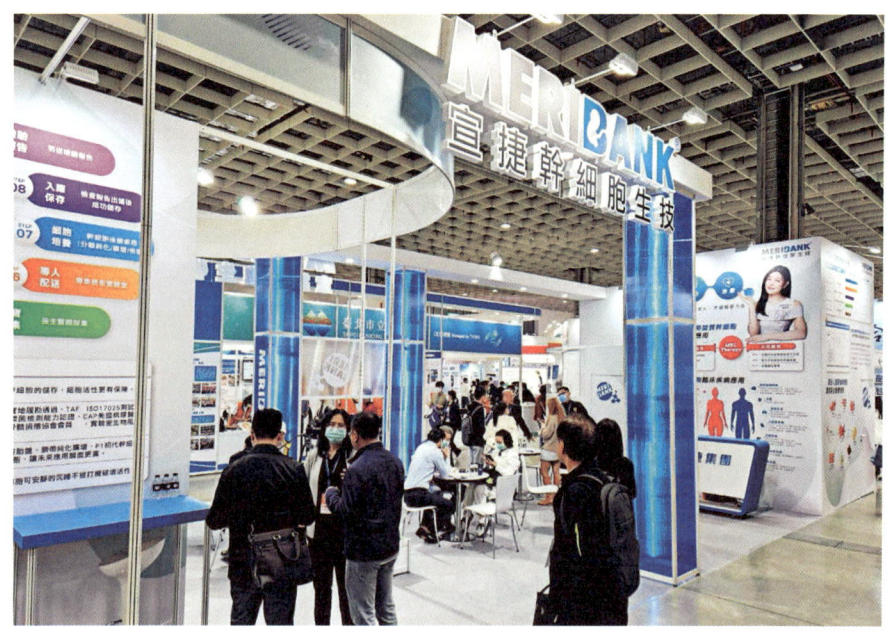

幹細胞治療與免疫療法如果能用得好，能夠幫助人們元氣快樂地活到 100 歲。

走不掉不見得是一件快樂的事。

這樣的「活法」未免太痛苦了一點，而且如果真有來世，原本該早點謝幕的這輩子，因為先進的醫療讓生命與病痛同時延長了，這輩子「卡關」，等於拖延到下輩子享受好命人生的時間。

幹細胞治療與免疫療法如果用得好，不僅能夠幫助人們從根本上維持健康，還能元氣快樂地活到 100 歲，最好在人生的最後一刻還可以維持這樣的狀態。

未來醫學的雙核心：幹細胞＋免疫細胞

過去醫界總將幹細胞與免疫細胞視為兩種不同的治療策略：前者負責修復受損組織，後者則用來對抗癌症與病毒。但是最新研究顯示，這種「擇一而用」的觀念已過時，真正有效的方式是結合兩者，發揮加乘效果。正如哈佛大學遺傳學教授 David Sinclair 所言：「未來十年，細胞治療將從選擇題走向組合題。」

幹細胞擅長重建與修復，像是可分化為心肌細胞改善心臟功能，或修復關節軟骨讓患者恢復行走能力；而免疫細胞則如擁有即時消滅病變細胞的「特種部隊」，如 NK 細胞與 CAR-T 療法在癌症治療上都有成果。

如今，結合修復與防禦的聯合療法，在多種疾病中展現卓越效果，舉例來說，糖尿病患者可用幹細胞修復胰島功能，同時調節免疫反應；新冠肺炎後遺症則透過幹細胞修復肺部，免疫細胞清除殘

餘病毒。近期醫學上也打破了細胞療法的界線，像是 CAR-NK 療法結合了幹細胞的可塑性與免疫細胞的攻擊力，在實體腫瘤治療中展現潛力，可先以免疫細胞清除腫瘤，再以幹細胞修復治療傷害。2023 年醫學權威《自然》期刊中就刊登一篇細胞治療的研究論文，採用幹細胞與免疫細胞聯合療法的患者，五年存活率較單一療法提升了 37%。

同樣的，在預防醫學領域也有了新思維：健康時保存幹細胞與免疫細胞，可為未來修復與抗病預作準備。

過去在許多人的印象中，幹細胞療法似乎是針對重症患者或特定疾病的治療方式，然而，近年來越來越多研究發現，健康的人也可以透過幹細胞來維持身體機能，延緩衰老，甚至提升生活品質。這就像保養車子一樣，與其等到零件故障才修理，不如定期保養，讓引擎運作得更順暢。

找不出病因渾身不對勁，小毛病、痠痛日日跟隨，又不至於需要到醫院就診的狀況，但那種說不上來的不適感很難擺脫，相信是許多現代人的經驗。

上年紀就一定會有老毛病？

老友 M 的太太便是如此，五、六十歲的她，羸弱體質總是讓她渾身乏力，隨時處於會昏倒的狀態，平時深居簡出，每天晚上翻來覆去睡不著到凌晨 3、4 點，好不容易入眠就睡到下午，導致日照不

足，加速衰老，嚴重時甚至連從臥房走到客廳都意興闌珊，臨床診斷的病因可能是罹患衰弱症。某天，聽 M 先生提起幹細胞治療，她也萌生試試看的念頭，其實心裡沒有抱持多大的期待，畢竟這樣的體況已經維持多年，一包小小的點滴能改善多少呢？

見過 M 太太的醫護人員說，在療程之前，她光是從門口走到診間就已經氣喘吁吁，近乎需要人攙扶的狀態；完成幹細胞點滴後，醫護人員還叮囑她療程結束後可以盡量多走動、讓血液循環更好。M 太太聽了，沒好氣地說，她這樣子是要怎麼多走動？連走進診間都快昏倒了。

隔天醫護人員致電關心狀況，M 太太只說食慾變好，精神不錯；幾天後醫護人員再次致電卻沒聯繫上，因為，她已經跟朋友到南部出遊。聽同行友人說，旅行時抵達左營，高鐵站的手扶梯故障了，M 太太居然能提著行李，三步併兩步地走上電扶梯，顯然已經不再是那個「連走幾步都喘」的人了。

看到太太重拾健康，老友 M 也放下心中大石，但是，沒過多久「副作用」就跑出來了！

原來回復元氣的 M 太太碎念的功力倍增，罵先生都不用換氣，還到處趴趴走讓司機的工作量暴增，聽老友 M 說，日前 M 太太去韓國玩，行李中的泡麵被海關查扣，為了泡麵她中氣十足、據理力爭，最後順利把泡麵帶回家。朋友不禁開起老友 M 的玩笑，不能再讓 M 太太用幹細胞了，再這樣下去，老公可能連家中地位都沒了。

M 太太的故事點出一件事，我們追求的不只是「活著」，而是

活得有活力，有能力去做自己想做的事情。**醫療不應只是延續生命，更應該關注生活品質，不再只是追求生存的最低標準，而是追求生命的更高層次的生命狀態**，像 M 太太一樣擁有「第二春」，不再受限於年齡或身體機能的衰退，多好！

90 歲還能走 18 洞的男人

說到我的老朋友 W 先生，「老」字在這裡不只是形容，更貼切地反映了他的年齡。今年已屆 90 歲高齡的他，每週仍能打兩次以上的高爾夫球，而且堅持走完 18 洞，步伐穩健，揮桿神準，活力驚人。

不僅體力像年輕人，W 先生還有著先進的健康觀，最近儲存了免疫細胞，許多人聽到 90 歲還要存免疫細胞，免不了懷疑會不會有點太晚了？但 W 先生總以中氣十足的聲音笑著說，不管幾歲，今天永遠比明天年輕，早點存就是好事，要為百歲人生做好準備。

W 先生的「長命百歲宣言」絕非空談，他也曾進行幹細胞治療，積極維持身體機能，原本滿頭白髮的他，頭上逐漸冒出些許黑髮，看起來也比同齡者更有元氣。

有趣的是，我常在生醫系列演講的結尾時，祝福大家「長命百歲」，不過有回看到坐在台下、聽得津津有味的 W 先生，突然體會到，對他而言「百歲」不是祝福，而是他認真實踐的行動目標，他正用自己健康、積極的生活方式，為大家生動示範，如何朝健康活躍的百歲人生大步邁進。

頑疾糾纏不休，是選擇共存，還是徹底擺脫？

另一位護理師爸爸的故事，也反映出很多長輩「忍痛」的功力一流，他們總說自己沒事，其實只是習慣了把不舒服放在心裡，不想讓孩子擔心。這樣的沉默有時是愛的另一種形式，更提醒我們，關心，不該只問表面安好，更要看見他們沒說出口的辛苦。

已經七十多歲的護理師爸爸長年獨居在美國，有一回搬重物不小心閃到腰，就成為了揮之不去的病根，動不動就發作。護理師女兒會寄痠痛藥物讓他緩解症狀，但隨著年齡增長，原本有用的藥也漸漸沒效。

禁不起護理師女兒的相勸，某次返台時順便安排一次幹細胞治療，療程完成的當天，護理師爸爸進入了一場前所未有的深沉睡眠，醒來後，他驚訝地對家人說，長年與他共存的腰痛竟然消失了！這麼快就改善，就連護理師都覺得不可思議。

從她的專業角度分析，幹細胞治療都需要一段時間才能發揮作用，但爸爸僅在一個下午就感受到巨大改善。她推測可能是爸爸的身體一直處於慢性發炎與疲憊的狀態，幹細胞讓身體進入極致的放鬆與修復模式，才迅速緩解了長期的腰部不適。

想痛快過日子，先把「痛」請出去！

雖然護理師爸爸回美國後，又開始搬重物、做些不適合老人家

的粗活，偶爾還是會有不適的症狀，但比起治療前，他的身體狀況已經改善許多，這讓我深刻體會到——醫療不該只是補救，而應該是一種長遠的健康管理。

我們都知道，車輛需要定期保養，以預防突發故障，確保它不會在關鍵時刻拋錨在路上。然而，最矛盾的是，當車輛運行順暢時，即使技師保養得再好，鮮少有人會特別關注；但一旦車子故障又修復，大家卻會盛讚修車師傅的技術高超。人體健康亦是如此，當身體無恙時，人們往往忽視維護的重要性，只有當健康警報響起，才開始後悔沒有提前預防。醫界長期存在一種迷思，能治病才能展現專業權威，為人保持健康則被視為無足輕重。

《黃帝內經》記載：「上醫治未病，中醫治欲病，下醫治已病。」顯然「預防勝於治療」的觀念，早在兩千多年前便已經存在。

真正高明的醫者，不僅能夠治療疾病，更能在疾病發生前，幫助人體維持平衡、預防病變。這才是健康管理的真正核心——**不僅要「治病」，更應該「防病」**。不必等到身體警報響起，才急著尋求醫療救援。這不正是「上醫治未病」的最佳詮釋嗎？

細胞覺醒——
醫、美、健三位一體

　　隨著再生醫學的蓬勃發展，幹細胞療法在修復受損組織、抗衰老與健康管理領域已逐漸展現出強大潛力。幹細胞具有高度分化能力，能夠修復人體內的受損細胞或組織，並可調節免疫系統，使其成為許多先進醫療研究的重點。然而，由於技術門檻高、擴增培養與儲存成本昂貴，加上法規限制，幹細胞療法仍然主要應用於特定族群，未能普及至大眾，因此科學界與產業界開始尋找更具可行性與普及性的替代方案，以期讓更多人受惠於再生醫學的發展。

　　相比之下，外泌體是幹細胞的訊息傳遞者，在應用上更加靈活且成本相對較低，卻同樣具備調控體內多種生理與修復機制的能力，由於外泌體可以攜帶蛋白質、RNA 和脂質等生物活性物質，不僅在

醫美、運動醫學與再生醫學領域展現出廣泛應用，在臨床上更逐步成為術後修復與醫美療程強化的關鍵輔助療法。此外，為了將市場做大，開始有業者將外泌體推向日常保養市場，針對深層修復與抗衰老進行研究，發展越來越多元，即便是臨床醫護理專業人員也不禁對外泌體的應用趨勢有了新的看法。

有一位曾在大型教學醫院擔任開刀房的護理師，高壓的臨床第一線讓她吸收許多寶貴經驗，但也看見了傳統醫學在挽救生命上的極限。之後她進入醫學美容診所服務，成為這波趨勢的參與者，直到她認識了幹細胞與外泌體，與自身的醫學經驗融合後，她心中有更深刻的體會。

初期護理師也對幹細胞與外泌體的治療效果持保留態度，畢竟臨床數據有限，但她接觸到實驗室研究與臨床治療，也親自觀察患者對幹細胞治療與外泌體的反應後，發現幹細胞及外泌體確實在修復、抗衰老與健康管理上有著潛力。她觀察到在進行醫美療程前施打一劑外泌體，可讓皮膚提前進入修復模式，並於療程後一週內再補打一次，對於減少瘀青、降低發炎、促進腫脹消退有明顯的效果，有助於術後組織穩定。

身為臨床護理人員，她特別關注細胞療法是否有耐受性、抗藥性等作用，導致療程的效果減弱。這類問題倒是不曾發生，可能是因為幹細胞或外泌體是源自人體本身的細胞，並非藥物，被身體視為內在的生理物質，所以沒有耐受性的問題，或許就如同補充維他命 C、保健食品一樣，外泌體自然啟動了身體自我修復機制。

她也觀察到長期使用外泌體或幹細胞的人,血管有微妙的變化,以往在醫院裡長期進行靜脈注射或洗腎患者,因為藥物作用,血管會漸漸失去彈性,甚至無法打針,療程一久,幾乎快找不到可以打的血管。但打幹細胞或外泌體的血管卻是越打越有彈性,這也可能是因為血管長期受到再生物質的灌溉,反而有修復作用,而非在藥物作用下累積傷害。

運動醫學與關節修復的新選擇

　　另外,經常進行高強度訓練的運動愛好者,在使用幹細胞或外泌體之後的反應也不太一樣,由於長期的體能訓練與參加運動賽事,身體或多或少累積新舊傷,也許不見得都處於發炎急性期,但做過幹細胞治療或施打過外泌體後,許多人在當天身體會出現短暫的發燒反應,通常在隔天迅速消退。

　　護理師也從臨床經驗判斷,可能是運動愛好者在使用後,幹細胞或外泌體啟動修復機制時,因為自身免疫力也比較強,身體反應才會比一般人更強烈,同樣的,修復速度也比一般人更快,不少運動愛好者反應,在使用後幾天肌肉的緊繃感減輕,長期困擾的舊傷發作機率降低,身體的回復力也有提升、運動後的疲勞感減少。或許在不久將來,幹細胞或外泌體的應用可望成為運動員修復勞損、維持體能、延長運動壽命的保養之道。

　　事實上,隨著運動風氣的盛行以及台灣邁入高齡化社會,越來

越多人重視肌肉、骨頭與關節的治療與保健，像是骨科復健科常用的「PRP療法」。PRP是高濃度血小板血漿Platelet-Rich Plasma的縮寫，醫師從患者自身血液中提取出高濃度的血小板，運用血小板中富含的血管內皮生長因子（VEGF）、表皮生長因子（EGF）、類胰島素生長因子（IGF-1）等因子，回輸至受損部位，就能促進組織修復與再生。

PRP的醫學原理與幹細胞或外泌體的應用有異曲同工之妙，不過，來自於胎盤的間質幹細胞與外泌體，擁有更年輕、更強大的抗發炎與組織修復能力，特別適用於關節退化或長期運動導致的慢性損傷，無論是透過靜脈注射進入全身循環，讓修復因子主動尋找體內受損部位，或是直接注射至關節、受傷肌肉等特定區域，以加強局部修復效果，都能緩解關節的發炎疼痛、修復勞損。

根據衛生福利部的統計，台灣膝關節退化的盛行率約為15%，換算下來，約有350萬人深受膝關節疼痛所苦。此外，類風濕性關節炎亦是常見的關節疾病，全台約有20萬名患者，且每年新增約5000名新病例。這也顯示關節疾病是台灣相當普遍的健康問題，不僅影響患者的行動能力，也連帶影響了生活品質。

隨著高齡化社會到來，加上少子化使獨居長者的比例攀升，關節保健與創新療法的發展勢必將成為未來醫療領域的重要課題，因此宣捷團隊也投入資源聚焦於膝骨關節炎（KOA）與老人衰弱症（FS）的新藥研究，希望透過幹細胞的免疫調節與修復機制，為患者提供更具突破性的治療選擇。

科學的每次發展，都使人類文明向完美再邁進了一步。幹細胞治療與外泌體應用已從臨床醫療、醫學美容、運動醫學，延伸至一般民眾維持健康的保養，為身體奠定更穩固的基礎，更有機會成為人人都用得起的健康選擇。

　　當技術變得夠普及，讓每個人都能享受它帶來的好處，我想這才是真正的創新。

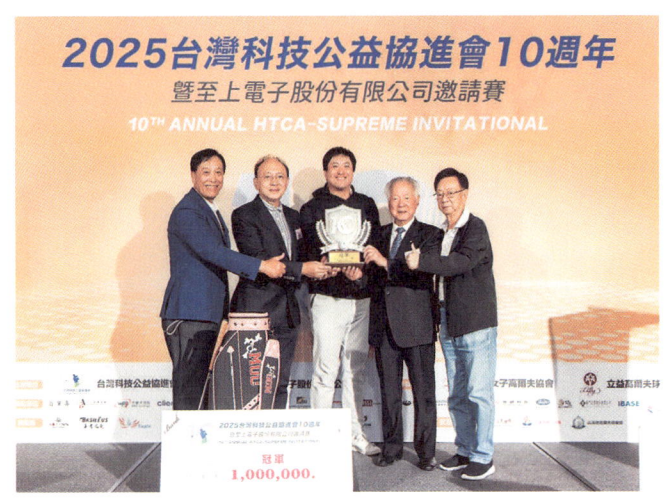

細胞治療也很適合應用在運動醫學。這張高爾夫球邀請賽的合照中，裡面有三個人使用幹細胞，個個球技精湛。我旁邊（右二）即是前文提及 90 歲還能走 18 洞的翁肇喜先生。

當身體需要，
免疫力即刻應援

　　每個生命的初始，體內各司其職的每個細胞都是嶄新且充滿活力的：皮膚細胞能保持肌膚光潔亮麗、骨骼與肌肉細胞讓身體強健有力、神經細胞維持靈敏的思考與反應、幹細胞負責修補身體各處的損傷，其中最重要的免疫細胞則如同忠誠的士兵，日夜守護健康，抵禦外來病原與內部病變，讓身體具備最強的防禦系統。

　　但隨著歲月更迭，細胞逐漸老化、數量減少，身體機能開始下降，不再如年輕時有源源不絕的復原力，精兵已老，戰力衰退，這時疾病來襲自然就會無力招架。

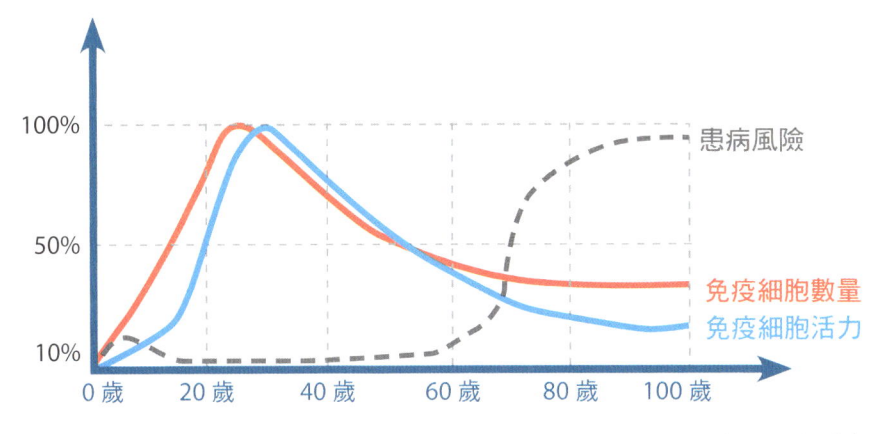

患病風險
免疫細胞數量
免疫細胞活力

參考資料來源：日本細胞協會

科學打造最佳戰隊不是不可能

細胞的老化真是條不可逆的不歸路嗎？如今，醫學上都能夠冷凍保存精卵，為未來生育預留各種可能性，那麼為什麼無法積極保存最能延續健康的細胞？究竟是免疫細胞儲存技術不夠成熟所以仍未普及，還是受限於法規的遲滯甚或是醫學界的保守，說穿了，仍是場傳統與現代醫學的拉鋸與抗衡？

以免疫細胞儲存為例，老天給每個人屬於自己的防禦系統，免疫夠不夠強直接影響健康，這個道理人人都懂。免疫細胞可幫身體對付敵人，但是隨著年紀漸增，原本驍勇善戰的免疫精兵也會逐漸衰退，一來是因為免疫細胞數量不足，兵不夠多，二來是免疫細胞變弱，兵不夠勇；也可能是外來入侵者或體內叛軍數量更多，在戰

力不相等之下，免疫細胞就打不贏。

我認為隨著科學的進步，人類更應該善用新科技、新方法和新觀念，可以在免疫細胞最強大的時候儲存、進行體外複製擴增，把原本只有 100 個國民兵，在體外擴增成 10,000 個國民兵，再訓練成特種兵。這在科學上並不是困難達成的事，原理就是靠自己原來的免疫系統，灌注最強大的兵力，甚至體內有多種功能各異的免疫細胞，如同軍隊裡有工兵、傘兵、通訊兵，也有特種部隊，大家各司其職，平日就得把軍隊訓練好，國家才能抵禦外侮，才能興盛強大。身體的免疫組織也是同樣的道理，把體外培養免疫細胞的機構視為「新兵訓練中心」，將來再把功能各異的精兵放回身體的免疫系統，幫忙打仗。

老是在錯的時候用對的療法？

免疫療法並非全新的醫療技術，醫學界早已累積許多將其應用於癌症治療的臨床案例，但令人不解的是，往往總是在癌症末期病人在所剩不多的時間中，試過地球上所有合乎法規及醫界認可的治療方式，直到殘酷地換來「治療無效」的判決後，醫學界才會「破例」以專案方式，讓癌症病患使用免疫療法，並且病人還必須負擔昂貴的治療費用。

在生與死的十字路口上徘徊，是件多麼讓人揪心的事。而且，**老是在錯的時候用對的療法，更是讓人感到遺憾。**

不少癌症末期的病患為了緊握最後的一線生機，終於在醫師許可下選擇了以免疫細胞擴增方式來救命，但可想而知的是，癌末患者自身的免疫細胞也已經是傷痕累累的殘兵，擴增出來的「兵力」又怎麼能好好打一仗？或是必須拖到癌細胞變得老弱時，才用「一般兵」來對付。

然而癌細胞並非靜止不變，它們是「有智慧」的，會不斷突變、偽裝、學會躲避免疫細胞，甚至連藥物都難以識別與攻擊，越晚啟動治療，癌細胞就會越難對付。

面對頑強狡猾的的癌細胞，不是單用一種療法就能通殺，因為癌細胞會進化、會反撲，因此啟動治療的時機絕不能延誤，早一步介入，就可能是決定生死的一步。

當人生走到關鍵十字路口時，你是要被迫接受命運的安排，還是提早做好準備，掌握自己的健康未來？

善用免疫療法就是掌握這場與時間賽跑的節奏，讓免疫細胞在對的時間、對的方式發揮最大的作用，而醫療界對於免疫細胞的治療並非完全拒於門外，所以才會讓癌末病人以專案申請。當然，醫師是為了保護病患，才會用最嚴謹的態度、在一定的科學基礎下，進行這個「絕對無害且絕對有利」的前衛治療方式。只是「非正規」的體制外治療非得到最後才開放使用，很難跳脫「死馬當活馬醫」的評論。

若能夠選在免疫細胞的全盛時期去擴增、利用與治療，我相信結局會不一樣。

所謂「殺敵一百、損己一千」。傳統的「殺放療」方式對癌症患者來說就是焦土政策，是一種「無差別攻擊」，即便是強調標靶治療，仍有很大機會錯殺自己人。但是，採用體外擴增免疫細胞再回輸體內，就是「特種部隊執行計畫」，精準鎖定敵軍一個個處理，不會誤殺自己人，甚至隨著科學的進步還能夠改變基因，細胞等同受過特別訓練，能賦予執行「特別任務」的能力，像是辨認出癌細胞再殲滅等，增加治病的精準度。

我認為，免疫系統就是老天爺給與人類的天賦，是可以訓練與開發的能力，也是健康的根本。在這概念之下去思考醫學治療的發展，萬變不離其宗，無論是細菌、病毒或是癌細胞等影響健康的因子在體內增生，都能在身體付出最小代價的狀況下，用溫和的方式移除影響健康的因子。

過去對新興醫療仍抱持懷疑，許多人接受幹細胞療法時很低調隱晦，害怕被貼上誤信民俗偏方、反智等負面標籤，當時的社會氛圍對幹細胞療法仍充滿偏見與誤解。

幹細胞療法從過去被視為「旁門左道」，如今已成為顯學，也被更多人接受，免疫細胞療法也正在逐漸被認識，雖然目前大眾的熟悉程度還不如幹細胞，不過趨勢已漸漸推展，越來越多人願意主動分享儲存免疫細胞的經驗，甚至鼓勵身邊的人也來了解，這正是改變的開始。

對抗疾病的方式不外乎兩種：一種是「被動」，等疾病發生了再治療；一種是「主動」，強化體質、防範未然、儲存戰力、養兵

備戰。不論是哪一種，醫學都是在和時間賽跑。

過去談到免疫細胞療法，都認為是針對癌症的治療方式。其實免疫細胞的潛力遠不止於此，無論是不是癌症，**只要是疾病，就應該考慮使用免疫細胞干預病程發展**，而不是等到病情惡化了，才開始治療。

未病先備，免疫細胞讓未來少一場硬仗

　　醫療界的保守與觀望是可以理解的心態，身上的白袍是榮譽，醫師執照是終身有效的，為了確保專業與權威，治療時做的任何判斷、醫囑與建議，都格外小心謹慎。

　　只是，當科技發展的進步正在逐步改寫人類的未來，醫學界自然也在進步革新的浪潮中。即便被視為準則、聖經的治療指引，都有可能被顛覆，像是開發出更有效的新藥、設計更好用的治療器具讓手術以微創進行、加速復原……然而，除了這些「生病之後的挽救之道」，醫界的「創新」能不能往再前一點，在身體還沒有生大病前，就找到醫學的著力點，去杜絕疾病的發生，而不是等到身體千瘡百孔才來修補？

舉例來說，超過三分之一土地位於海平面以下的荷蘭，海堤建築與水利工程是世界上最先進的技術，為了抵禦海水入侵，荷蘭人建造複雜的堤防、水閘、抽水站和人工陸地（圩田），但除了善用卓越的建築工法阻擋海水，日常的巡檢與維護仍不能少。海水日以繼夜的沖刷侵蝕，在傷害尚未擴大前就要積極補強，只要補的速度夠快，堤防就不會垮，但只要短期疏於維護，很快地再堅固、再高科技的海堤也無法對抗海水。

就像荷蘭人建造海堤防止海水入侵，**我們應該用免疫細胞儲存來為身體建立一道堅固的防線，提前準備，而不是等到洪水來襲時才急著搶修。**

過去的歷史已多次證明，科技的發展往往來自於挑戰現狀。醫療創新不應該是「病入膏肓」時的最後選擇，而是應該讓每個人都能在健康時做好準備，預防疾病發生。

最謹慎的醫者也因療效而轉念

早期，醫界對於幹細胞或免疫細胞療法確實抱持質疑與保留態度，一旦患者提及想採用這類療法，多數醫師往往會予以勸阻。這並非因為醫師不近人情，而是因為一旦表示「同意」，便形同要為療效負責。

當時不少醫師對這些療法抱持保留態度，認為仍缺乏充分的科學證據，甚至一度與民間療法相提並論，難免引發部分質疑與誤解。

他們擔心，有人可能藉由這些尚未完全納入體制的技術牟取不當利益，破壞醫療倫理，進而引發醫療糾紛。基於這些考量，他們的保留態度，其實是可以理解的，不過，一旦親眼見證幹細胞治療的效果，身為專業人士，醫師往往會比一般民眾更能明白箇中價值，會從保留轉為支持，願意主動推薦讓更多病患受惠。

我家族裡就有位這樣的醫師。他是全國知名的胸腔外科專家，尤其在肺腺癌領域享有極高聲譽，任職於多家醫學中心，也曾擔任癌症醫院的院長，即使退休後仍開設特別門診，持續以對醫學的熱忱與懸壺濟世的精神，守護患者健康。起初，他對細胞療法也是採取觀望態度，不反對也不主動嘗試，直到相關佐證更明確後，他決定「姑且一試」，效果出乎意料地好，也持續應用來維持身體健康，以行動親身體驗細胞療法帶來的改善。

即使是最傳統、最謹慎的醫師，也可能在親身觀察或體驗後接

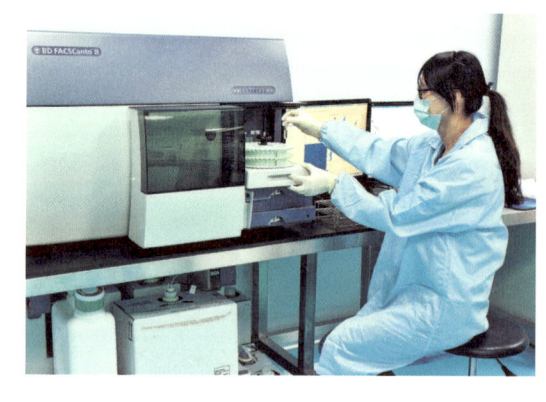

研究人員操作流式細胞儀。

受新療法。我能體會以救人為己任的醫者，也很希望有比手術、藥物、放化療等更溫和的方式挽救患者的生命。

隨著醫學技術的進步，免疫細胞的儲存技術已經達到了前所未有的成熟度，讓這項技術從「不可能」變成「可以選擇」，甚至成為「未來主流」。

現在，透過體外擴增技術，科學家可以在最佳狀態下培養免疫細胞，讓原本 100 個免疫士兵增至 10,000 個戰士，並進行基因修飾，提升攻擊精準度，使其能夠有效對抗癌細胞和其他疾病。這就像是一支軍隊，不只是增加兵力，還能透過「特種部隊訓練」，讓免疫細胞變得更強、更聰明。

此外，AI 技術的導入也讓免疫細胞療法變得更加精準，像是透過人工智慧輔助診斷，醫生能更快找出適合的免疫細胞類型與治療策略，甚至利用大數據分析來預測疾病風險，都能實現個人化的醫療願景。

最近還有一個讓人振奮的消息傳來。為提升癌症患者的存活率並減少死亡風險，健保署宣布擴大免疫療法給付範圍，涵蓋「非鱗狀非小細胞肺癌第一線」、「轉移性大腸直腸癌第一線」及「早期三陰性乳癌」等項目，預計將有約 3,400 名癌友受惠，所需藥費每年經費約為 33 億元，將由癌症暫時性專款支應，新制已於 2025 年 6 月正式上路，每位患者每年最高可節省高達 247 萬元的藥費支出。這項政策不僅能減輕患者經濟負擔，更象徵免疫療法正式納入正規醫療體系的一大步。

過去常被誤解為另類療法的免疫療法，如今終於獲得制度的支持與肯定，成為與傳統化療、標靶治療並列的主流選擇之一。期盼隨著臨床研究與實證資料的持續累積，未來能有更多適應症能陸續納入免疫療法的健保給付，讓更多病患受惠。

讓健康管理邁向未來：人人都能儲存免疫細胞

在這場細胞治療的革新中，身為生技領域的先行者應扮演什麼樣的角色？我認為，現階段推廣免疫細胞儲存的態度，是配合現有醫療體系的運作與醫師的臨床判斷，僅在適當時機提供必要的技術支援。舉例來說，急性期應由正規醫療體系負責救治，而病情穩定之後，細胞治療可作為後段療法，以階段性分工的方式，可讓醫師願意探索細胞療法的輔助角色，也能以最溫和有序的方式推動醫學的進步。

隨著細胞治療的臨床成功案例與臨床經驗的累積，提升醫療體系對細胞應用的信心，儲存免疫細胞的觀念便能在社會上開枝散葉，成為更多民眾願意主動選擇的健康準備，一旦市場需求擴大，儲存成本就有機會下降，讓免疫細胞儲存從少數人的專利，真正轉化為普及且可負擔的健康投資。

當我們回顧過去，汽車、電腦、手機等等許多曾經被視為「奢侈品」的產品，在技術的成熟與普及後，成為人人都可擁有的日常用品。當技術純熟且法令跟上時代，免疫細胞儲存將不是少數人的

專利，而是每個人都能負擔的健康投資。免疫細胞儲存將不只是醫學的突破，更是全民健康管理的重要一環。我們要做的，不是等到疾病來臨時手足無措，而是提前鋪陳對未來的想像，讓科技的進步真正造福每一個人。

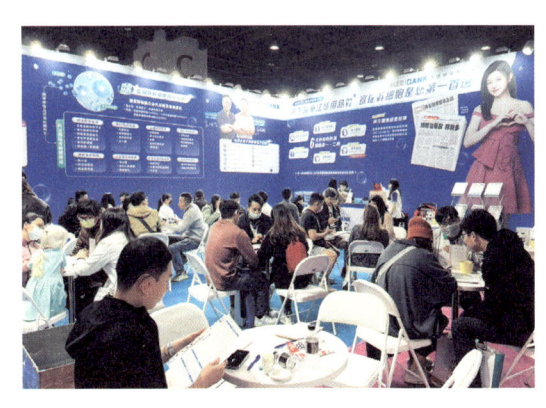

宣捷在婦幼展上擁有超人氣，人人都想了解如何投資健康。

幹細胞、外泌體、免疫細胞比較表

類別	幹細胞	外泌體	免疫細胞
任務	健康屯田部隊	健康傳令兵	健康特戰部隊
特色說明	具備「加法」功能，可自我複製與分化修復	是細胞的語言與快遞，負責傳遞修復與調節訊息	執行「減法」任務，鎖定敵人、清除異常細胞，是體內防禦主力
功能	組織修復、功能重啟、抗老抗發炎	傳遞細胞訊號、抗發炎、組織修復、免疫調控	攻擊腫瘤、清除病毒、調節免疫系統
儲存方式	液態氮冷凍（-196℃）	-80℃冷凍，或冷凍乾燥保存	液態氮冷凍儲存，需活性保存
適用領域	再生醫學、退化疾病、組織工程、細胞藥物開發	醫美抗老、神經保護、免疫平衡、創傷癒合、藥物載體	癌症治療（如CAR-T）、病毒感染、免疫調節
現階段市場應用	臨床試驗進行中，部分如宣捷生技已取得FDA等孤兒藥人體臨床實驗資格	市場以醫美與保健用途為主，目前尚未納入藥證，應用廣泛但法規未明確	CAR-T與NK療法已臨床上市，台灣正積極開展自體細胞儲存與治療
取得方式	來自臍帶、胎盤、脂肪或病患自體細胞分離培養擴增、儲存	多取自培養後的間質幹細胞培養液經純化濃縮、儲存	採血過程類似捐血，抽血後分離擴增目標免疫細胞進行儲存
應用方式	依適應症採靜脈注射、關節腔注射、局部組織注射	皮下注射、點滴注射、患部注射	以靜脈輸注回輸體內

PART 5

未來再生

醫學本是為人而生,
病人的希望,不該被舊標準與程序阻礙。
打破框架,不是叛逆,
而是讓醫學找回初衷,
把希望交回每個等待的人手中。
走在科技前端的人,不只是創新者,
更是為未來創造可能的推手。
當我們選擇前行,
醫學就不只是技術,科學也能呼應人心。

突破知識的局限，
觸碰生命本質

　　醫學的發展始終以治療病患、提供更佳選擇為核心目標。然而，這份救治的信念有時卻化為醫界保守與謹慎的「枷鎖」，甚至成為創新療法推進的障礙。以細胞療法與再生醫學為例，來自醫師的質疑、制度的延宕、學界的猶豫……層層築起一道無形的高牆，使得相關進展舉步維艱，臨床應用速度遠不及研發技術潛能。

醫師的沉默──保守體系下的防禦機制

　　發展細胞治療如同在棋局上尋找突破點，尤其是面對醫界的特殊文化而造就出難以攻克的銅牆鐵壁。

醫師的專業訓練向來建立在實證醫學（Evidence-based medicine，EBM）的基礎上，所有療法都需須經過層層臨床驗證才有可能納入治療指引，這在過去確實是條必須依循的標準。

目前幹細胞新藥面臨的挑戰就在於「必也正名乎」這個階段，許多努力都投資在「實證」，除了掌握藥理機轉、強調實驗的「再現性（Reproducibility）」，還必須通過美國 FDA、台灣 FDA 許可與認證，才能算是一種「科學」，即使細胞治療及再生醫學在近年來方有大突破，這些醫學院「課本沒教過」的療法確實有潛力，即便國際間已有研究數據及文獻的佐證，但臨床上醫師仍不會積極推薦已沒藥可醫的患者去嘗試。畢竟，醫界是高度結構化的系統，從醫學院、實習醫師、住院醫師一路訓練到專科醫師認證，才能養成一位合格的醫師，因此創新療法若未獲主流醫學協會或政府機構的明確支持，醫師就不會主動推薦，要是鼓勵病患嘗試，有時也會受到同儕質疑。

面對種種限制，即便細胞治療在國際間已有許多成功案例，許多醫師仍選擇保持沉默，讓患者在現有的治療框架內，尋找有限的可能性。

制度的遲緩：法規與市場的落差

除了醫師的態度外，監管制度無法與時俱進，也是細胞治療推進不易的原因之一。細胞治療新藥與傳統藥物的研發模式截然不同，

然而現行法規仍以化學藥品的審批模式為主，導致細胞治療的臨床試驗與上市流程極為繁瑣，往往需要長達數十年才能獲正式認證，風險過高、回收期過長，使得企業與研究機構難以投入大量資源進行開發，就會打退堂鼓。

另一方面，市場機制與法規的落差也讓患者陷入困境，部分國家像是日本與美國，已透過特定條例，讓細胞治療可以在「有條件」的情況下讓病患先行應用，提供給病情嚴重、無其他治療選項的患者另一個選項。然而，在其他醫療體系較為保守的國家，即使患者願意嘗試，法規仍然將這些療法排除在主流醫療體系之外，迫使患者得尋求海外治療，或自行承擔實驗性治療的風險。

學界的遲疑：舊有醫學框架的束縛

學術界的態度也影響著細胞治療的發展。長久以來，醫學研究以「可測量的數據」作為標準，而細胞治療的機制涉及複雜的生物學，難以像化學藥那樣做標準化試驗，這使得許多研究人員對細胞治療的療效持保留態度，認為「仍需更多證據」，導致相關研究的資金與發展受到限制。

長期以來，傳統醫界習慣透過藥物控制病症，或以手術移除病變組織，而新興的各種細胞療法崛起，有取自胎盤臍帶的間質幹細胞可活化喚起身體機能，可儲存自身免疫細胞在必要時提供身體強而有力的防備，提升對抗外來威脅的能力，這都是傳統醫學沒有涉

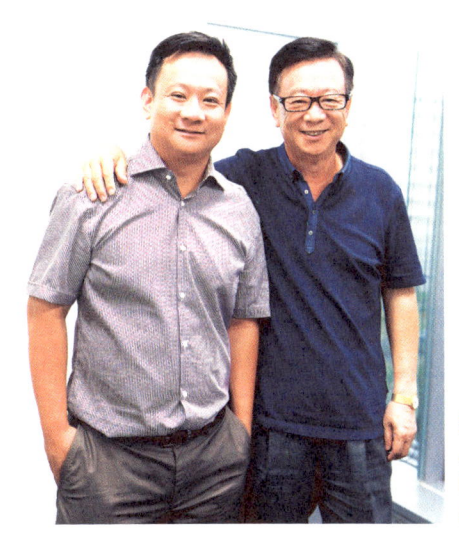

我與昶有期許能站在巨人的肩膀上，突破知識的局限，為細胞治療找出更多可能。

獵的領域，也顛覆了醫師過往的專業訓練與臨床思維，難免讓醫學界產生遲疑。

患者的選擇：在保守與創新之間掙扎

面臨醫界的躊躇、法規的阻礙，甚至是社會的質疑，導致許多患者只能在傳統治療無效後，才開始尋找各種細胞治療的可能性，不僅錯過最佳的治療黃金期，也只能透過私人診所或海外就醫來獲得治療機會，付出更高的成本高昂也缺乏保障，讓無助的患者陷入風險中。

大眾常常在討論健保資源窘迫,然而,健保制度通常是在疾病發生後才派上用場,我始終認為,與其等到生大病才治療,不如在身體健康時就積極保養。預防勝於治療,少生病,才能真正減輕健保的負擔。國家應該更注重國民的保健,而不是等疾病發生才撥預算讓民眾治療,況且因預算不足,能提供的健保資源被稀釋,給付的藥物與治療都不是最適合的,只能是最經濟的,導致無力自費的患者病況更嚴重,造成健保更大的負擔,成為惡性循環。

打破框架,為細胞治療開路

醫學的本質應該是為了患者提供最佳的治療,而不是被體制與觀念限制。對於細胞治療的發展,醫界必須從「風險迴避」的思維轉向「積極探索」的態度,透過更加靈活的監管機制,讓真正有潛力的醫療技術更快進入臨床應用,同時醫界也應該用更包容開放的態度學習新技術,將創新療法納入臨床考量。

醫學的進步,不應該是等待,而應該是主動尋求更好的可能性。唯有醫學界願意打破保守的框架,讓細胞治療不再被視為「邊緣療法」,隨著越來越多成功案例出現,應視為主流醫學的一部分,「生能時代」的大門才會敞開,讓患者不再成為這場醫學革新中的孤獨探索者。

良知啟航、良能驅動，
實踐知行合一

　　明代著名的思想家王陽明在《傳習錄》曾提及，「人須知有良知，然後知有良能。良知者，天理之昭昭不昧處；良能者，天理之流行不息處。」

　　這句話的意思是，人必須先覺悟內在恆久不滅的良知，才能發揮良能，將天理轉化為實際行動，展現於日常言行之中。同時王陽明也提出「生知安行」的概念，說的是某些人天生具有智慧，能夠憑直覺、天賦或經驗迅速理解事物，這便是「生知」。然而擁有知識還不夠，真正的關鍵在於能否從容且穩健地付諸行動，做到「安行」，唯有在理解的基礎上踏實前行，才能真正發揮所學，達成知行合一的境界。

我覺得「生知安行」的理念與生醫及細胞治療領域相呼應。科技的進步正如人性，皆是源於對智慧與良知的不懈追求，即便身處懵懂困境，仍可憑藉求知之志與創新之力，達至「生知安行」之境。正如人類在科技研發中總是得歷經無數試煉與挑戰，憑藉堅持與智慧，推動人工智能、量子運算、生物醫學等領域的突破，讓科技不僅為知識的延伸，更成為道義的載體，最終回應人性與社會的需求，引領人類邁向更高層次的文明。

　　此外，想要挑戰科技創新，就像面對一道道越來越高的巨浪，在大眾追逐浪潮、希望站上浪尖的同時，身為造浪者之一的我，從半導體領域狂潮，選擇了另一道推升生物醫學科技進步的浪濤，雖然最艱難的永遠是起步，不過一旦成功站穩腳步，接下來的關鍵便是如何乘風破浪、在高處放大影響力。

　　在科技產業，企業的價值並不僅限於財務報表上的數字，而是能否提供無可取代的技術與創新。

　　以特斯拉創辦人馬斯克為例，富可敵國的他就算拿出全部的時間認真花錢也花不完，他同時管理 Tesla、SpaceX、Neuralink、The Boring Company 等多家公司，在意的已經不是還能賺多少錢，無論是電動車、電動皮卡還是星鏈計畫皆然。既然不為錢，那他為什麼還要這麼投入？每天只睡 6 小時也要拚命？我想，是因為他的良知良能讓他停不下來。

　　絕頂聰明的馬斯克，人生早已經站上頂峰，擁有賓夕法尼亞大學的物理與經濟雙學士學位，不是碩士也非博士，但馬斯克的事業

體跨足多種領域,原因就在於他不需要是研發天才,只要看懂未來趨勢、會算算數就好。舉個例子,他的 SpaceX 跨足航太、軍事、國防與飛彈技術,最出名的就是致力於降低太空運輸成本,並推動人類前往火星的願景,甚至開發出重複使用的火箭,成功讓航太產業進入商業化新時代;也有星鏈(Starlink)低軌道衛星,提供高速、低延遲的全球網路,使農業、交通、工業和醫療等領域的 IoT 設備能夠隨時連線,確保即時數據傳輸,達到「萬物聯網」的願景。

馬斯克懂的是科學,他本身當然不是航太或飛彈專家,如果他樣樣精通什麼都懂,去做科研工作就好。以馬斯克的眼界,他看見的是背後的痛點與未來發展的趨勢。比方說發射火箭都要設計、精算許久,其實發射上去的最大目的是要衛星對上外太空,所以**他知道衛星會越做越小、功能越強,體積會變更輕、造價能更便宜**,發射一次火箭可以送上去很多個衛星。初期可能會吞下幾次失敗,但**只要多次發射,有一次成功就可以了**,比過去一枚一枚送上去更有效率。

除了善用企業強大的研發實力,更讓馬斯克所向無敵的關鍵是美國政府給予的支持。在台灣也許獲得政府補助就是最常見的支持,但馬斯克之所以能跑在前面,是美國政府允許他可以用軍隊的發射基地去測試火箭。政府之所以允許,是因為馬斯克提出的願景說服了美國政府,認為這樣的研發有道理,國家就願意幫忙,提供最佳的試驗場域讓 SpaceX 放心去試。

馬斯克成功找到讓火箭發射、送衛星飛上去的「動力」,起心

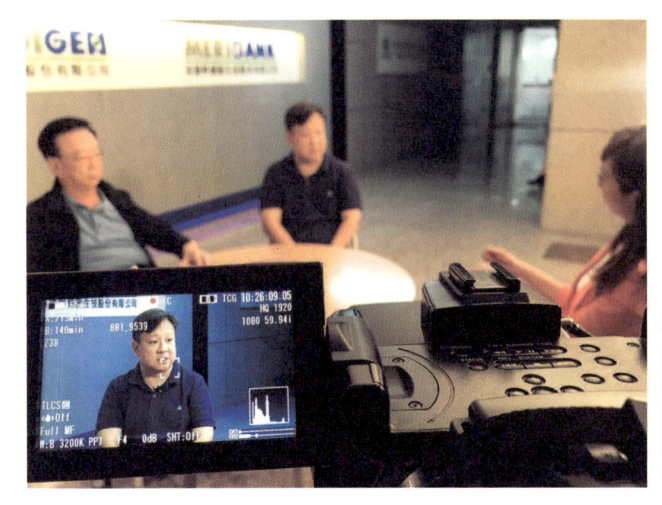

我秉持著對醫療創新的信念，選擇投身生醫領域，與昶有一同接受媒體專訪，希望能與社會大眾共享進步的醫療新思維。

動念並非都是為了私利，而是把幫人類解決問題的信念放在前面。我認為企業家都應當從這個理念出發，將良知、良能與專業發揚光大，讓內心的想法不僅停留於自身，而是轉化為價值，與社會大眾共享。

同樣的，我選擇投身生醫領域，也非偶然，而是基於幾個關鍵的驅動力，其中交織著對生命科學的敬畏、對醫療創新的信念，以及對人類健康未來的深遠思考。首先，隨著平均壽命的延長，每個人能夠工作的時間變長了，有機會累積更多財富，當賺錢的時間增加，就有更好的經濟能力來照顧自己；其次是出生率持續下降，個人與家庭的撫養負擔減輕了，以往「養兒防老」的觀念逐漸式微，長輩與子女如同獨立的經濟體系，從這樣的社會結構變遷中不難看

出，市場格局正在悄然轉變，進而重塑人們的需求與消費模式。

所以，當我在看「高齡化趨勢」時，在乎的是兩個軸線，其一是找到能滿足這理念的最佳材料，也就是宣捷投入多年時間研究並能妥善擴增的間質幹細胞。接下來，就以宣捷投身業界累積多年的龐大資源為基礎，成立了「互貴興業」*。台灣擁有全世界最強大 IC 製造、IC 設計的深厚底蘊，如何善用這樣的基礎，把 IC 設計用在其他領域，比如以前必須開腹才能看見內臟，後來發明內視鏡，鑽個小洞進去就能看見原本看不到的東西，鏡頭還越做越小，甚至可以直接協助把病灶切除、取檢體出來檢驗；近期還有 AI 可以幫助醫師判斷病情……善用新的技術和舊的原理，然後去衍伸出更好的東西，那就是人類文明的新機會。

這也是我強調的，科技的價值不在於單純突破技術，而在於如何回應人性與社會的實際需求，真正的創新者並非僅僅是發明技術的人，而是能夠將技術轉化為社會價值的推動者，唯有將科學與人性深度融合，才能推動世界持續前進。

---

* 醫療科技服務平台互貴興業成立於 2013 年 12 月，匯聚電子、生醫、軟體與創投人才，專注於電子醫材領域，為新創提供從設計、製造到銷售的完整解決方案。

站在巨人的肩膀上，集體智慧引領生醫路

　　生醫研發之路有多難？實驗室裡，試管與培養皿堆滿工作檯，研究人員盯著數據，屏息等待結果，但科學沒有容錯空間，成敗往往只在一瞬之間，一組數據出錯、一條路徑行不通，就可能讓數年的努力化為烏有，所有假設推翻重來，一切歸零是再正常不過的事。

　　醫藥領域有不少前期研發是「鴨子划水」，順利的或許能一路划向終點，而走得坎坷的，往往在發現方向錯誤時，才驚覺良機已逝，而且錢也燒光了。這不禁讓我回想起在科研單位服務時，做研究的人也常常落入類似的迷思中，腦袋有靈感想嘗試，覺得自己悶頭運用專長、獨門技術做出來，就可以創業。研發是條漫漫長路，而創業則需要貴人及健全的商業模式與市場規劃，才能長久。只看

實驗室裡跑出來的數據、研究成果是不夠的，後面要怎麼發揚光大、怎麼推進市場把餅做大才是重點。

讓研發落地：打造醫療的內循環市場

同樣的，新藥開發的每一步都是嚴峻考驗，但最終能否真正造福患者，仍取決於技術與市場的結合，唯有跨領域整合資源、與產業夥伴緊密合作，才能讓創新成果走得更遠，發揮最大的社會價值。如何讓醫學界的創新成果加速落實到市場，**關鍵就在於建立完善的內循環機制。**

談到生醫產業與產業策略的關聯，我始終強調「內循環市場」的重要性。一直以來，台灣太過依賴出口導向的「外循環」，幾乎所有產品都得靠國外市場來驗證方向、調整策略，但對於醫療這類高度敏感、高技術又兼具社會責任的產業來說，這種模式風險太高、效率太低。我們需要的是一套完善的內循環機制，也就是能在國內迅速完成測試、取得回饋，並快速導入應用的環境，才能真正創造時間優勢。試想，一個醫療產品的平均生命週期是十年，如果我能在開發初期就比別人多出兩年在市場上運作，就等於多了兩成的價值空間。

這不是紙上談兵的理論，而是實際能化為競爭力與市場回報的關鍵，因此我向來主張生醫產業要從研發、導入、驗證到市場化，每個環節都該思考如何壓縮時程，因為醫療是搶時間救命的，快，

就代表你能迅速擴張、造福病患、為人們鞏固健康。

我舉一個在生命先鋒創投基金支持新創公司的過程中，讓我印象深刻的例子：一個以中藥材「遠志」為研發標的的團隊，由於遠志具有寧心安神的作用，能夠舒緩焦慮與緊張情緒，常用於改善失眠、多夢及心悸等症狀，還能益智健腦，有助於提升記憶力與專注力，適用於健忘、認知退化及老年癡呆等情況，經研究證實還有緩解過動兒症狀的效果。團隊投入經費研發許久，我了解狀況後，深知這計畫成功機會不大，因為遠志本身的價格太便宜了，團隊只是不斷在驗證遠志的臨床功效，而患者只需要去中藥房買遠志來熬煮，效果也會很類似。

這個案例讓人深刻體會到，再好的科學發現，若缺乏適當的市場定位與產業化策略，最終也難以轉化為可持續的事業。如何找到一條既能推動技術發展，又能創造市場價值的道路，我用前一陣子橫空出世、驚豔全球的 AI 模型 DeepSeek 來比喻。

成立於 2023 年的 DeepSeek，是一家中國人工智慧公司，以發展通用人工智能（AGI）為目標。DeepSeek 在 2025 年 1 月推出首款基於 DeepSeek-R1 模型的免費聊天機器人應用程式，迅速在美國 iOS 應用商店中超越 ChatGPT，登上免費應用程式榜首。

一家默默無名的小公司，竟然讓美國這樣的科技大國應變不及，也完全摸不著頭緒？

DeepSeek 厲害在什麼地方呢？其實概念很簡單，就是「開源」。DeepSeek 把科技產業視為定海神針的 IP（智慧財產 Intellectual

Property，簡稱 IP）、認為是研發精髓、必須妥善保護的東西，直接開放給大眾使用，他們的觀念不再是把研發成果當成只有自己用的寶貝。但如此一來，DeepSeek 賺什麼？他們建立出很好用的 AI 平台免費分享，邀請大家通通在平台上工作，等於有很多出色的科技人都上線使用，用的人多了，相對就能讓平台快速進步，功能越來越強大時，需要平台資源的人繼續「靠行」，在使用時也不斷貢獻新的點子，成為正向循環。

這時候，依靠這個平台練就出自身能力、足以發展出新東西的人，是否會用他累積的技術與知識，重新建立一個跟 DeepSeek 很像的平台來對打？到底要選擇眾志成城的快速，還是各自攻山頭？就見仁見智了。

蘋果電腦公司的創始人史蒂夫・賈伯斯曾說過一段經典名言：「並不是每個人都需要種植自己的糧食，也不是每個人都需要做自己穿的衣服，我們說著別人發明的語言，使用別人發明的數學……我們一直在使用別人的成果。使用人類的已有經驗和知識來進行發明創造是一件很了不起的事情。」*

這段話是賈伯斯對人類集體智慧所產生的感激之情，同時也鼓勵人們在創新時，要充分利用已有的知識和經驗。

---

* 這段話出自史蒂夫・賈伯斯（Steve Jobs）於 2010 年 9 月 2 日發給自己的一封電子郵件。

畢竟，大家想要「創新」的目的是一樣的，是否必須浪費更多時間各自悶著頭摸索？好比說有人開了一座生意很不錯的購物中心，有許多店家加入一起賺，購物中心的買氣也是眾多店家們促成的，這是共生共榮模式。試問有哪個在商城裡賺錢的店家，會想出來自己搞個購物中心跟原本的競爭？不僅投資的成本與風險過大，也不見得比原先的合作模式更有賺頭。

如此簡單的概念，也能應用於幹細胞製藥的發展。傳統上，許多公司將技術視為競爭優勢，封閉研發，導致進展緩慢且成本高昂；然而若能建立一個開放式平台，讓各方共享基礎技術，共同推動標準化與應用落地，整個產業將能加速創新，不僅能打破個別企業的技術瓶頸，還能促進資源整合與協同發展，形成更具競爭力的生態系統，才能真正加速技術轉化，讓更多患者受惠，進一步拓展生醫產業的未來格局。

生醫產業未來的發展關鍵，是相關產業應該選擇封閉競爭，還是採取共生共榮的模式，凝聚力量推動發展？如果能夠打造類似 DeepSeek 的開放平台，吸引全球科研人才都來參與，幹細胞技術將不再受限於個別企業的步調，而可以迅速普及，真正改變未來醫療格局。

然而，要落實這樣的願景，並非一蹴可幾。投入生醫研發十多年，我深知這條路並非憑空而來，而是經歷無數探索與試煉才逐步成型。我與志同道合的科學家、企業家攜手合作，出資出力，支持新創團隊，過程中也付出了不少代價。醫療產業的發展不僅仰賴技

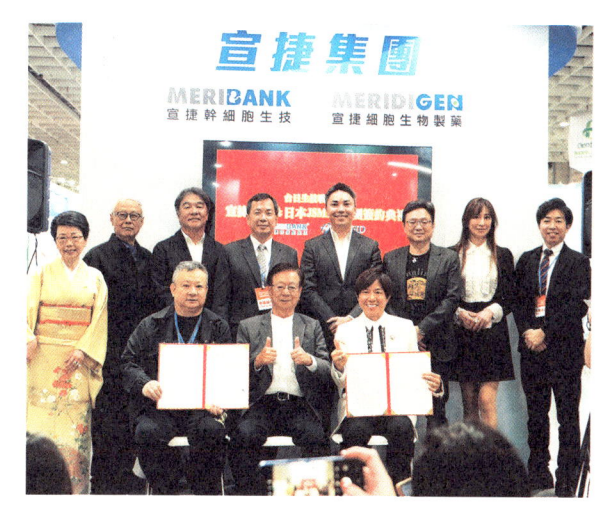

我與志同道合的科學家、企業家攜手合作發展生醫新道路。2024年底，宣捷與日本JSMHD醫療集團簽署合作，成立「宣心生醫」，盼能布局全球。

術突破，還要面對醫界的壁壘、法規的滯後，以及市場接受度的挑戰。我們時常在法規的灰色地帶摸索，即便如此，也未必能立即找到出路。

　　我們始終在做別人認為困難重重的事，甚至在投入生醫領域初期，還是尚未有明確的法規可供參考的年代，更遑論建構完整的產業鏈了。但在不斷學習與試錯中，我們逐步摸索出方向，從一次次挫敗中累積經驗。我能夠看清全局，也確信成功並非遙不可及，既然知道未來將會透過細胞治療改善全人的健康，就應該想辦法提早實現。更重要的是，我希望自己走過的路，能成為一張導航藍圖，幫助後來者少走冤枉路，加速產業的成熟與成功。

　　我所看見的醫療革新之路，從來不是我一個人的挑戰與成就，

我要打造的並非僅限於企業的營利模式,而是要擴大格局,讓細胞儲存成為一種普及的健康概念,甚至成為人人都能負擔的服務。唯有這條路被開闢得更筆直、更穩固,未來的醫學科技研發者與企業將能更快找到方向,使這個產業不再只是少數人的探索,而是全社會共同受益的進步,把餅做大,讓細胞儲存成為人人都有的觀念,也是人人存得起的服務。

戰場在體制內——
醫界齊心打破傳統局限

　　西方醫學奉行實證科學（Evidence-Based Medicine，EBM），強調醫療發展必須建立在穩固且可驗證的基礎之上，每一步都需謹慎且合乎標準作業程序（SOP）。然而，過度僵化的規範，往往導致醫界對於新知的排斥，即使是極為直覺、合理的概念，也可能因為缺乏法律依據而無法推行。

　　當今醫療體系的發展一直存在一種難以打破的結構。在這個高度專業化的領域，「保守」幾乎成為一種不言而喻的潛規則，彷彿醫藥界對於創新普遍抱持著封閉且抗拒變革的態度。

法規滯後，扼殺創新？

以近年來備受矚目的外泌體為例，因為能調節受體細胞的基因表現，進而有促進組織修復、減少發炎反應的功能，全球研究正如火如荼地進行。

然而，由於科技發展突飛猛進，法規跟不上，許多國家皆未開放人體來源的外泌體，導致市面上的外泌體美容產品多來自植物或動物（如豬、雞、鹿等），而生物相容性更高、排斥反應更低的人源外泌體卻被禁止使用，這種矛盾令人費解。

直到 2024 年，台灣衛福部才正式開放人體細胞來源的外泌體可用於化妝品領域，但仍需逐案審查。這使台灣成為全球第五個開放人源外泌體應用於醫美市場的國家，僅次於美國、加拿大、日本和韓國。

雖然台灣在外泌體的使用上比他國稍微超前，但是追本溯源，這樣的進展仍然暴露出一個值得深思的問題：為何科學技術的進步總是受限於落後的法規，「人的觀點」反而為科學的創新設下重重障礙？直白一點說，許多現行醫療行為的標準也充滿矛盾，例如幹細胞治療與外泌體應用被嚴格管制，卻允許醫院廣泛施打葡萄糖輸液等這類幾乎沒有直接效果，甚至可能淪為心理安慰劑的治療手段。不禁讓人質疑，難道「沒效」就等於「安全」？不致命便可視為「治療」？

白袍權威──已從過度保守轉為積極參與

簡而言之，疾病的發生大致可分為兩種情境：外來病原體入侵，如細菌、病毒，這類病症較容易透過藥物或免疫機制對抗；自身細胞的變異，如癌細胞，這類疾病則更難對付，因為敵人來自體內，無法輕易區分「敵軍」與「友軍」。

當醫療體系僅專注於如何剷除「病灶」，卻忽略人體的整體修復與健康維持時，便產生了一種本末倒置的現象──**醫療的焦點放在「生病後的治療」，而非「健康時的預防」**。

不可諱言的是，現行的醫療模式多半延續傳統的「對抗疾病」思維，將身體視為戰場，將病菌與癌細胞當作敵人，並以「焦土戰術」進行攻擊。例如，癌症治療仍以俗稱「殺放療」的手術、化療、放療三種為主要手段，試圖將體內的「叛軍」徹底剷除。然而，這種大規模毀滅式的作戰方式，不僅對癌細胞造成攻擊，對人體正常細胞的傷害也極其嚴重，病人往往在經歷化療與放療後元氣大傷，恢復之路遙遙無期。

是在對抗疾病，還是在傷害自己？

確實，西醫的實證科學確實建立了穩健且令人安心的醫療體制，為人類健康帶來巨大貢獻。然而，若過於拘泥於既有規則，抗拒新的治療方式，這種「保守」反而可能成為醫學進步的障礙。

過去，中醫不強調「殺敵」，而被視為缺乏科學實證、無法進行「積極治療」，但如今，科學已逐步驗證中醫某些療法確實能有效調理體質、促進自癒力。同理，細胞治療、外泌體、免疫療法等新興醫療技術，若能在科學框架下建立可靠的數據支持，醫界也應秉持開放態度，探索其可能性，而非因循守舊，將創新排除在外。

醫療體制因循守舊，改革之路異常艱難，加上醫藥界的排外性極強，宛如白袍醫者主導的領域，每位醫生建立出自身的獨特技術、醫師執照是一輩子的保障。穿上白袍後，執業重點往往不再是醫療創新；加上現行醫療體制的核心價值並非「照顧生命」，而是「罹病後的治療」，這樣的思維導致醫師的專業價值似乎只在病人患病後才能展現，無疑是本末倒置。

最理想的醫療模式，不應只在病患罹病後「展現專業」，而應該在人體健康時，就致力於維護與強化生理機能，減少日後發病的機率。這樣的醫療體系，才是真正為生命著想，真正以「人」為核心，而非以「病」為主體。如果我們能在健康時期便積極保養身體、降低未來罹患重病的風險，這豈不是更理想的選擇？然而，人們在身體強健時，往往難以察覺醫療的重要性，也無法真正理解醫師技術的價值。但從長遠來看，**能幫助人維持健康，遠比等到生病後再施救，更值得珍視與感激**。

醫療的進步，應該是建立在**科學與人性的平衡**之上，而非單純地服從傳統框架。筆直的大道已然鋪設，我們卻仍被迫繞行蜿蜒小路——這究竟是科學的規範，還是人性的障礙？

| 附錄 | 健康彩蛋

抗癌國家隊——改寫生命的可能性

　　癌症是國人健康的最大威脅，長期高居十大死因之首，對無數家庭帶來沉重的經濟與心理負擔。根據內政部 2024 年 10 月 19 日公布的「2023 年特定死因除外簡易生命表」數據，癌症已連續 42 年穩居國人死亡主因，2023 年奪走 53,126 條生命，占全體死亡人數 25.84%。值得注意的是，若剔除癌症死亡案例，國人平均壽命可提升至 83.69 歲，顯示癌症不僅縮短壽命，也嚴重影響生活品質。

　　這些數據反映出，癌症不只是個人與家庭的挑戰，更是國家醫療體系與社會成本的一大負擔。若無更有效的防治策略，未來情勢將更加嚴峻。

　　為了應對這項挑戰，賴清德總統上任後提出「健康台灣」願景，

訂下 2030 年降低癌症死亡率三分之一的目標。然而從現實數據分析，要達到目標可是極具挑戰性，因為根據衛福部統計，台灣癌症死亡人數從 2018 年的 4.8 萬人上升至 2022 年的 5.19 萬人，並有逐年增加的趨勢，這對目前的醫療體系與現有療法而言，無疑是場硬仗。癌症專家普遍認為，單靠傳統療法難以有效遏止癌症帶來的死亡率上升，唯有透過突破性的治療技術與完整的癌症防治策略，才能真正扭轉局勢。

近幾年來，不少企業積極投入幹細胞治療與再生醫學，也逐漸交出亮眼的研發成果，逐步開拓細胞治療的未來。儘管幹細胞技術為醫學帶來無限可能，但面對癌症這個威脅國人生命、持續消耗大量醫療資源的頭號敵人，是否能帶來治療契機？

抗癌，是起點，更是希望的開端

癌症是人人聞之色變的疾病之一，也是我選擇推動「抗癌國家隊」的起點。因為我看見台灣醫界長期面臨的困境：資料不共享、研究各自為政，醫院築起一道道白色巨塔，彼此難以合作⋯⋯我決定從兒時居住的台南為起點，號召南台灣等五大醫療機構，跨院攜手對抗癌症。

長久以來，醫療院所容易陷入「獨善其身」的迷思，每家醫院如同孤島，對新技術、新療法或創新檢驗方式，往往先採閉門造車，我們推動的「抗癌國家隊」計畫，想打破這樣的思維，建立「共榮

共好」的新機制，希望以「抗癌」為共同目標，先建立打破醫療院所各自為政的評估與基準，讓不同醫療單位的醫療數據與檢驗技術能彼此切磋，貢獻更全面的參考依據，透過公開透明的資料分享，期望協助各醫療院所釐清自身優勢與專長領域，透過資源整合與互補合作，各自發揮所長、聚焦強項，讓整體醫療能量更有效放大，為病人提供更完善且精準的照護。

這支國家隊之所以選擇從癌症切入，不是因為癌症難醫治，而是它最能凝聚社會共識與資源，我相信，只要醫界願意攜手一同戰勝癌症，其他慢性病也能迎刃而解。

過去，科學界與醫學界普遍認為「幹細胞不能治療癌症」，甚至有專家認為幹細胞可能會引發癌變或助長癌細胞生長，讓許多人對幹細胞抗癌存有疑慮。然而，隨著再生醫學與免疫療法的發展，幹細胞的角色已不再只是模糊的未知，而是逐步被科學驗證並應用於臨床的治療新解方，國人健康延壽而非帶病延年的願望，指日可待。

但是滿足這個夢想的前提不能只是局部突破，必須要將癌症的影響考慮進去，從治療預防、精準醫療到整體健康管理，才能有立竿見影之效，因此，打造完整的防癌體系、推動「抗癌國家隊」是必行之路。

造血幹細胞移植（Hematopoietic Stem Cell Transplantation，HSCT）是目前最成熟的幹細胞治療癌症方法，用於白血病、多發性骨髓瘤等血液癌症。現行的療法多半是讓患者在完成化療或放療之

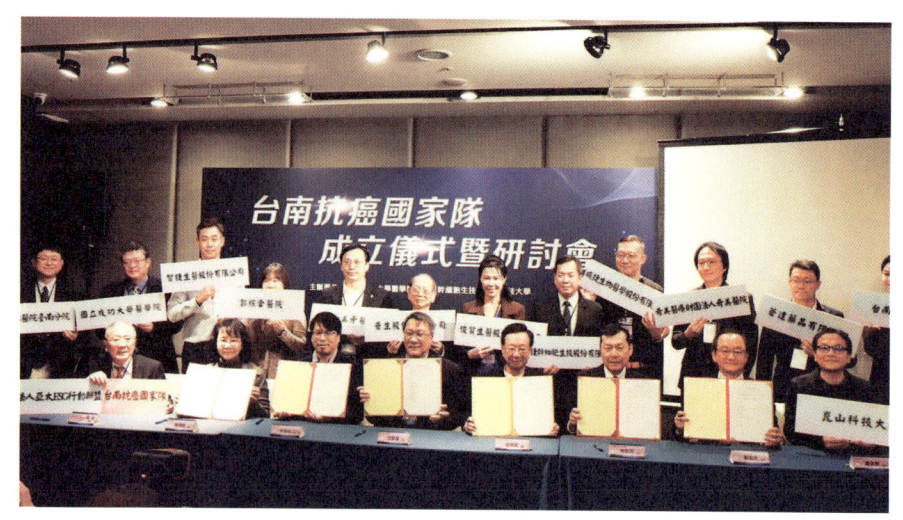

我邀請南台灣五大醫療機構，跨院攜手對抗癌症，台南抗癌國家隊正式成立！

後，移植健康的造血幹細胞，用以恢復血液系統並增強免疫力。

除了血液癌症之外的癌症，幹細胞是否還有「用武之地」？過去醫界有一派說法，對幹細胞與癌症之間的關聯仍有疑慮，但隨著多年研究與臨床數據的累積，一路走來，我們親身接觸並觀察了各類病患，已明確了解幹細胞並不會引發癌症，兩者之間不存在直接因果關係。

醫界不妨換個角度想，不如把幹細胞當成是進入殺放療療程之前的「戰鬥力培訓」。當身體準備進行嚴峻的化學放射治療，最好先把戰鬥力準備好，或是經過療程後，讓幹細胞幫助人體恢復。

台南抗癌國家隊

類別	單位名稱	專長領域／技術特色	合作形式／任務分工
醫學界	成大醫院	醫學中心、臨床試驗中心、癌症研究專科	領導臨床試驗與病例收案，負責整體臨床規劃與醫學評估
醫學界	奇美醫院	癌症治療、臨床檢驗、精準醫療推動	協助招募受試者並提供臨床治療資源與技術平台支持
醫學界	榮總台南分院	免疫治療研究、退化性疾病與老化研究	參與免疫療法相關臨床研究，並建立與老年病患的臨床應用模型
醫學界	台南市立醫院	地區級整合醫療、癌症照護服務	扮演區域轉診與協力醫療角色，促進醫療普及與照護落地
醫學界	郭綜合醫院	癌症照護、手術與復健整合療程	負責癌症病患的手術與後續療程管理，強化在地完整治療鏈
產業界	宣捷幹細胞	幹細胞新藥開發、細胞製備平台、免疫細胞治療	提供幹細胞與免疫細胞產品，負責研發與臨床轉譯
產業界	智捷生醫	分子診斷、癌症標靶檢測技術	開發癌症早期篩檢產品，提供精準檢測支援
產業界	威捷	AI 病理影像分析、免疫細胞分類平台	提供高解析 AI 影像技術輔助診斷與個人化治療決策
產業界	普生	體外診斷試劑開發、精準醫療分子工具	負責生產檢測試劑與提供臨床實驗支持
產業界	超基因	基因定序、NGS 資料分析平台	提供癌症基因體分析與個人化治療建議平台
產業界	俊質生醫	細胞培養材料、醫療用耗材與製程整合	支援製造與品質管控，強化細胞產品量產與標準化流程

十、總統賀電

總統賀電

華總二賀電:113字第2018號

國立成功大學醫學院沈院長延盛、宣捷幹細胞生技宣創辦人明智、崑山科技大學李校長天祥、亞太 ESG 行動聯盟戴謙理事長暨全體與會人士公鑒：

欣悉訂於本(113)年12月26日舉行台南抗癌國家隊成立儀式暨研討會，特電致賀。至盼持秉創設宏旨，構築資源整合平台，強化癌症臨床診治，健全醫療體系網絡，共同為增益全民健康福祉貢獻心力。敬祝活動圓滿成功，諸位平安如意。

賴清德

2024 年末，台南抗癌國家隊成軍，獲總統賀電。

抗癌新策略：從預防到治療的全面布局

　　這場抗癌戰爭不是靠哪家企業單打獨鬥就能有成效的，必須匯聚所有資源，擘劃技術、醫療到政策，全方位突破與描繪的抗癌行動。帶著這樣的信念，我與成大醫學院院長沈延盛攜手，在奇美醫院董事長宋光夫、董事戴謙和院長林宏榮指導下，共同號召醫療界與產業界的夥伴，集結了成大醫院、奇美醫院、榮總台南分院、台南市立醫院、郭綜合醫院等醫療機構，以及宣捷幹細胞、智捷生醫、威捷、普生、超基因、俊質生醫等生技企業，成立台南抗癌國家隊。

　　有一次，台南某家醫院的院長私下對我說：「還好有你，才有

辦法把我們這些人都叫來坐下來聊。聊著聊著，大家也就願意分享了。」

我一直相信，只要願意坐下來溝通，彼此之間的距離就能拉近。**抗癌國家隊定期舉辦分享會**，無論是臨床經驗、技術突破還是研究心得，大家都願意交流互動，這是以前很難想像的事。

透過這樣的合作，不同醫院之間也慢慢形成了互補的分工模式。像郭綜合醫院原本專長在長照，當病人需要放化療時就得轉到其他醫院。現在有了抗癌國家隊的聯繫網絡，郭綜合醫院可以把病人轉介給成大醫院或其他合適的單位，等病人完成治療再回到郭綜合做後續照護，大型教學醫院也因此能集中人力在治療端，康復階段則交由其他夥伴醫院接手。如此一來，不但病人受益，醫院之間的資源也能被合理調配。只要把任務分配清楚，信任建立起來，營收或資源分配將不再是白色巨塔中難以突破的障礙，才能為病患帶來更多希望。

抗癌不是一個人的戰爭，是全體醫界的行動

癌症防治的關鍵就在於「各行其事、前後呼應」，仔細盤點台灣與抗癌的政策與措施，我認為抗癌國家隊應從三大目標著手：

一、**早篩早治**——強化全民癌症篩檢與風險預警系統，讓民眾能在疾病尚未惡化前即早發現、及時治療，並透過普及化、制度化

的篩檢機制，降低晚期癌症發現比例，爭取黃金治療時機。

二、**無痛精準治療**——推動低副作用、個人化治療方式，如免疫療法、標靶治療、細胞治療等，並結合基因檢測與精準醫療技術，提升治療成功率與生活品質，讓病患不再因療程飽受苦痛折磨。

三、**癌症死亡率降低三分之一，並以「沒有人因癌而亡」為終極目標**——這不僅是統計數字上的改善，更是對每位病患與家庭的承諾，藉由前兩大目標的積極推動，再結合政府相關資源及全民健康管理與醫療制度升級，讓癌症逐步從「絕症」走向「可控制的慢性病」，才能達成無人因癌而失去生命的願景。

為了實現這三大目標，抗癌國家隊已積極布局，在精準預防與精準醫療領域上，透過產官學的努力，讓免疫細胞儲存管道與費用更普及、更親民，更鼓勵全民都能預存自身健康的細胞，未來有需要時再解凍、回輸，以增強免疫力或治療疾病。

另外，要加強推廣早期癌症篩檢的觀念，透過精密的基因檢測技術像是循環腫瘤細胞篩檢（Circulating Tumor Cell，CTC）等，識別出高風險族群，提升診斷的準確性與效率，以便在癌症早期就進行阻斷與治療。期待篩檢能快速量化、降低成本，一方面可擴大廣篩，還可在療程中用於監控，才能精準掌握治療效果；其次，針對現行醫療資源的限制，政府必須積極突破健保框架，加速癌症新藥的研發與引進，縮短病友們等待新興療法的時間，才能讓更多人受惠。

2024 年行政院通過《提升癌症新藥可及性暨百億癌症新藥基金規劃》，承諾將投入百億癌症新藥基金，更著力於加強癌症用藥的給付與治療標準，縮短癌症新藥給付時程，降低癌友的經濟負擔，確保資源分配更具公平性與有效性，並將逐年擴大規模，自 2026 年起，新藥基金每年均會有百億元的規模。

我想，當個人、企業、醫療體系與社會願意共同努力，打造完善的癌症防治體系時，癌症將不再是絕望的終點，而是可以預防、控制甚至戰勝的慢性病。

抗癌不只是延長生命，更要提高患者的生存品質，透過完善生活照護機制，確保癌症患者在治療過程中能夠獲得全面的支持性療法，讓身心靈都有周全的關懷。組建抗癌國家隊的過程並不容易，必須從技術挑戰、資金壓力一一解決，還需打破產業界與醫界的藩籬。我也親自走訪不同產官學研等領域，一次次說明願景與理念，說服夥伴們加入。

希望透過抗癌國家隊的成立，讓台灣的癌症醫療由源頭的預防到治療都有全面防護，結合醫學的專業、匯聚產業的力量，這一場數十年來人類與癌細胞的戰爭，我們不僅能打，還能贏！

| 後記 |

見證生命的下一刻——
我眼中的細胞醫學革命

　　生命，是一場漫長卻充滿啟發的旅程。從受精卵的奇蹟開始，我們每個人都曾經擁有最完整、最旺盛的細胞狀態，那是一切可能的起點。然而隨著年齡增長，幹細胞與免疫細胞的數量與活性逐年下降，健康漸漸不再是理所當然，而是一段需要刻意珍惜與守護的歷程。

　　我的名字是父親為我取的，蘊含了深厚的期待與責任。「明」這個字不只是光明，更是一種對自我要求極高的象徵：由「日」與「月」組成，象徵日以繼夜、夜以繼日，意指我從小就得日夜努力、不容鬆懈，幾乎不允許自己有懶惰的空間。「智」的上半部是「矢」和「口」，可引申為文武雙全的修練，不但要練武功，也要練口才，

加上下半部的「日」字，就是天天得修練不能間斷。

從小就覺得這名字像是在提醒我每天都要精進：腦袋不能停，嘴巴不能鈍，手腳不能懶，天天都在「練兵」，說真的還挺辛苦的，更關鍵的是我姓「宣」，這個字的本意就是「公開宣告」，不是私下說幾句話、不是寫封信悄悄告訴誰，而是要大聲地、站出來告訴大家。所以我的名字注定要我做個不斷學習與思考，並將所知與見聞大聲分享給更多人的人。

也正因如此，當我創立「宣捷」時就在思考「宣」與「捷」這兩個字，是否能完整說明我對未來醫療與健康的信念？「宣」代表的是責任——把對的事，用正確的方式，清楚地傳達給社會大眾。而「捷」，很多人以為只是「敏捷」之意，其實它不是捷報的「捷」，也不是競爭的「快」，更像是一條通往健康、快樂、聰明與長壽的快速而有效的路徑，真正能帶人走向百歲人生的「捷徑」。

我選擇投入超過 20 年的時間與心力，實際見證細胞治療與再生醫學帶來的轉變與希望，我想找尋醫療技術革新的任何可能，也想探尋生命價值的新定義。過程中常有人問我：「細胞療法真的是值得期待的未來嗎？」對此，我從不給模糊的答案，不吝於分享自己長期的觀察，如同我時常在演講中問大家的那句話：

與其追問未來人類能活多久，不如探問：我們能健康多久？聰明多久？快樂多久？

當我們將焦點從「延長壽命」轉向「延長健康」，就能更清楚地理解我鑽研細胞醫學的初心。真正的醫療從來不只是治病，細胞醫學的下一刻，也許就是我們重新定義生命與健康的起點，從根本改善人體機能、找尋自癒力的可能途徑，透過幹細胞的再生特性、免疫細胞的防禦潛能，以及未來精準醫療與基因編輯的進展，人們正逐步邁向一種嶄新的健康觀：**不再被動等待，而是主動參與，與自己的身體攜手同行。**

人的健康觀常常在兩種路徑之間抉擇：一是在平日投注心力與小額資源照顧身體、預防疾病；另一則是在身體尚健康時較少投資於保健，直到真正發生疾病再把錢用於醫療。我希望透過本書傳達一個觀念：健康從來不是只在症狀出現後才值得關注的議題，而是一連串生活習慣所累積的結果。

當我們在討論：每個人該預留多少支應老年可能需要的醫療費用？表面上是談錢，實際上是在談對生活態度。懂得提前照顧自己的人，是在為未來存健康；而忽略保健的人，可能是在透支未來的代價。

因此，真正的健康管理，不該只是等病出現時才臨陣應對，從平時就開始「練功」才是王道。為了應對日益複雜的健康挑戰，我認為現代人需要學這套「組合拳」——從生命最小的單位「細胞」著手、從根本強化體質、打好基礎，讓身體具備自我修復與防禦的能力。

細胞治療的「組合拳」

現代人面對的健康挑戰越來越複雜，年齡增長帶來器官退化、免疫失調、慢性發炎，再加上生活壓力與環境影響，光是靠單一療法，往往難以完全改善。現代的醫療策略必須先了解自身細胞與免疫狀況，再依據個體差異，制定「加法」與「減法」並用的細胞治療計畫。

幹細胞擅長「加法」：補足、修復、再生，負責修復受損組織、強化機能，就像是屯田部隊打好軍營基礎、養足兵力。免疫細胞負責「減法」：清除外敵、調節免疫，如作戰部隊專責剷除體內異常，同時避免過度反應造成自體損害。

此外，外泌體的角色亦不可忽視，它如同康樂隊與文宣部，負責優化內部環境，潤滑整體運作節奏，幹細胞、免疫細胞與外泌體三者各司其職，如同為個人量身打造的健康策略，延緩老化與疾病的發生。

「細胞治療組合拳」不是理論上的臆想，而是許多科學家與醫療人員長年努力的成果：從實驗室到臨床，從技術突破到制度推進，每一步都來自眾人的堅持與投入。

這些年來，我看見研究人員在實驗室中日以繼夜地反覆驗證，只為讓技術更加完善；也看見越來越多的人，因為幹細胞療法得以重拾生活的節奏與尊嚴；更看見制度、法規以及社會大眾的觀念，正一點一滴地前進。

儘管這條路仍然漫長，需要更多時間、實證與耐心累積，但我們要更堅定地持續發聲、推動與實踐，才能夠讓這份理想一步步成為現實。

常有人直率地問我，投入了這麼多的時間與金錢，為什麼要對業界開誠布公，把獨門生意開放給大家，還登高一呼組織生技業的「Team Taiwan」？

我始終相信，對人類福祉有貢獻的醫學知識就應該共享，過去那些我曾走過的曲折、所付出的代價都是最寶貴的經驗，我總是笑著說：「除非你願意再花 20 年、20 億再去試一次，否則就相信我已經幫你試過的結果。」

細胞治療與再生醫學從來不是魔法，而是一門深具潛力的未竟之業。我們尚在摸索、尚在驗證、尚在打造一個更盡善盡美的醫療環境，只要我們不放棄對生命本質的追問，堅守對人類健康的責任，那麼這場醫學的變革就不會只是科學家的夢想，而將是全人類共同書寫的未來。

本書秉持誠實與透明的原則，所記載之案例皆為真實事件，僅因保護當事人隱私，部分姓名略作更動。若讀者對特定案例感興趣，在取得當事人同意後都有進一步了解的機會。

先知幹細胞

作者	宣明智
採訪整理	賴宛靖
商周集團執行長	郭奕伶
商業周刊出版部	
總編輯	林雲
責任編輯	黃郡怡
封面設計	Javick studio
封面人物圖片	由《財訊》雙週刊贊助提供
內文排版	洪玉玲
內頁插圖繪製	邱意惠
出版發行	城邦文化事業股份有限公司 商業周刊
地址	115台北市南港區昆陽街16號6樓
	電話：(02)2505-6789　傳真：(02)2503-6399
讀者服務專線	(02)2510-8888
商周集團網站服務信箱	mailbox@bwnet.com.tw
劃撥帳號	50003033
戶名	英屬蓋曼群島商家庭傳媒股份有限公司城邦分公司
網站	www.businessweekly.com.tw
香港發行所	城邦（香港）出版集團有限公司
	香港九龍九龍城土瓜灣道86號順聯工業大廈6樓A室
	電話：(852) 2508-6231　傳真：(852) 2578-9337
	E-mail：hkcite@biznetvigator.com
製版印刷	中原造像股份有限公司
總經銷	聯合發行股份有限公司 電話：(02) 2917-8022
初版1刷	2025年8月
初版6刷	2025年（114年）8月
定價	420元
ISBN	978-626-7678-49-7（平裝）
EISBN	978-626-7678-47-3（EPUB）／978-626-7678-48-0（PDF）

ALL RIGHTS RESERVED
版權所有・翻印必究
Printed in Taiwan（本書如有缺頁、破損或裝訂錯誤，請寄回更換）
商標聲明：本書所提及之各項產品，其權利屬各該公司所有

國家圖書館出版品預行編目 (CIP) 資料

先知幹細胞 / 宣明智著. -- 初版. -- 臺北市：城邦文化
事業股份有限公司商業周刊, 2025.08
192 面；17×22 公分
ISBN 978-626-7678-49-7(平裝)

1.CST: 生物醫學 2.CST: 生物技術 3.CST: 幹細胞

410.1636　　　　　　　　　　　　　　114009068

藍學堂

學習・奇趣・輕鬆讀